Barbara Schmid-Neuhaus
Liane Schoefer-Happ
Dieter Mayer-Allgaier

Qigong
Akupressur &
Selbst-
massage

Ins Reich der Mitte

Ernst Klett Verlag
Stuttgart Düsseldorf Leipzig

Qigong, Akupressur & Selbstmassage
»Ins Reich der Mitte«
Kursbuch

Barbara Schmid-Neuhaus
Liane Schoefer-Happ
Dieter Mayer-Allgaier

Bildnachweis:

Grafik: Cindy Wallin (Grünwald bei München)
Fotografie: Ulrike Klumpp (Freudenstadt)

Titel: ZEFA, Halaska (Düsseldorf)

BACOPA (Wien), S. 7, S. 55, S. 56, S. 77;
BAVARIA, Su (Gauting), S. 9;
Carl Hermann Hempen: dtv-Atlas Akupunktur
   (Graphiken von Ulrike Brugger) ©1995
   Deutscher Taschenbuchverlag (München), S. 75;
CORBIS, Su, S. 45, Ginott, S. 69, Kowall, S. 96,
   Su, S. 105, Nebbia, S. 106, Sakamoto Photo Research Laboratory,
   S. 108, Su, 109;
CORBIS STOCK MARKET, Feingersh (Düsseldorf),
   S. 80, Lloyd, S. 124;
dpa, Koch (Berlin), S. 111;
IMAGE BANK, Guang Jui Xie (München), S. 5, CTP, S. 41,
   Zhen Ge Peng, S. 87, Hao Sheng Yan, S. 100;
Lennart Nilsson »Ein Kind entsteht«,
   Mosaik Verlag (München), S. 18;
MAURITIUS, de Leiva (Stuttgart), S. 32,
Picture Partners, S. 59;
Meditationshaus St. Franziskus (Dietfurt/Altmühltal), S. 68;
ML-Verlag (Uelzen), S. 66;
Pansegrau (Berlin), S. 47, S. 99;
Picture Press Life, Widmann (Hamburg), S. 33;
rüdiger anatomie (Berlin), S. 11;
Schoefer-Happ (München), S. 8, S. 17, S. 25, S. 31,
   S. 39, S. 62, S. 74, S. 79, S. 80 unten, S. 102, S. 120;
StockFood, Stock LTD (München), S. 42 links oben,
   Eising, S. 42 rechts unten, S. 43,
   Studio Losito, S. 42 links unten;
STONE, Meats (Hamburg), S. 46, Cox, S. 57,
   Sitton, S. 73, Su, S. 88, S. 116/117;
SuperStock (München), S. 67.

Das vorliegende Buch ist sorgfältig erarbeitet worden. Es ersetzt aber keinesfalls die Behandlung von gesundheitlichen Störungen durch den Arzt. Alle Angaben erfolgen ohne Gewähr. Weder Autoren noch Herausgeber oder Verlag können für eventuelle Nachteile oder Schäden, die – bei unsachgemäßer Ausführung – aus den im Buch gemachten praktischen Hinweisen resultieren, eine Haftung übernehmen.

Gedruckt auf Papier, das
aus chlorfrei gebleichtem
Zellstoff hergestellt wurde.

1. Auflage   A 1 ⁵⁴³²¹ | 2004 2003 2002 2001

© Ernst Klett Verlag GmbH, Stuttgart 2001
Alle Rechte vorbehalten.
Internetadresse: http://www.klett-verlag.de

Redaktion: Friedhelm Lampe, Manfred Ott
Mitarbeit: Redaktionsbüro Dr. Becker, Beckum
Layout, Umschlaggestaltung: Steffi und Katja Kassler
Druck: Messedruck Leipzig GmbH
Printed in Germany

ISBN 3-12-939901-1

Inhalt

Geschenke des Himmels	5
Die Mitte finden	**7**
Die Mitte suchen	8
Das Innere Lächeln	8
Spüren Sie mal!	9
Qi – unsere Lebensenergie	10
Haltung finden – Haltung bewahren: »Stehen wie ein Baum«	12
Die Meridiane abklopfen	14
Mühelos aufrecht sitzen: Grundhaltung im Sitzen	15
Anfang und Ende	16
Sich besinnen	**17**
Die Sinne – Tore zur Welt	18
»Die fünf Sinne klären«	19
In die Ruhe finden	23
»Die drei Dantian durchdringen, Yin und Yang in Einklang bringen«	24
Vom Kopf zu den Füßen	25
Fußmassage bei müden Füßen	26
Yin und Yang und die »Fünf Elemente«	27
Sich austauschen	**31**
Tauschgeschäfte	32
Der Austausch beginnt	33
»Die Atemblume«	34
Dehnungsübung für Lungen- und Dickdarmmeridian	36
Selbstmassage für den Bauch	37
»Am Himmel den Wolken helfen und auf der Erde dem Wasser«	38
Yin und Yang in der Ernährung	40
Vom Greifen und Begreifen	**45**
Handgreiflich	46
Die Kugeln rollen lassen	47
Däumchen und alle anderen Finger drehen	48
»Die Strickleiter«	49
»Finger wechselt euch!«	49
Die Finger verwöhnen	50
Dehnungsübung für Magen- und Milzmeridian	52
»Durch die Finger atmen«	53
»Der Drache steigt aus dem Wasser und bewegt die Himmelskraft«	54
Sich halten	**55**
»Stehen auf den Pflaumenblütenpfählen«	56
Sich halten heißt balancieren	57
»Den Kopf balancieren«	58
»Die Lebensgeister wecken«	59
»Die Füße mit den Knien zeichnen«	60
Den Beckenboden aktivieren	62
Ins »Tor des Lebens« atmen	63
»Der Drache hebt die Flügel im Flug«	64
Dehnungsübung für Herz- und Dünndarmmeridian	65

67	**Sich aufrichten**	
68	Sitzen: Wie sitze ich heute?	
69	Aufgerichtet und gehalten	
70	»Der Drache spannt den Himmelsbogen«	
71	Die Wirbelsäule verwöhnen	
72	Dehnungsübung für Blasen- und Nierenmeridian	
73	Der Schwerkraft nachgeben	
74	»Bewegtes Stehen«	
75	»Kleiner Energiekreislauf: Die Elsternbrücke schließen«	

77	**In Schwung bleiben**	
78	Die Wirbelsäule als Drehachse	
78	Schwingen um die Mitte	
80	Gehen im Qigong: »Der Drache schwimmt in der Luft«	
81	Laufwunder Mensch	
82	Das Herz-Kreislauf-System	
83	Dehnungsübung für Kreislauf- und 3-Erwärmermeridian	
84	»Der Drache dreht das Lebensrad«	
86	»Die Lebensschaukel«	

87	**Das Joch leichter tragen**	
88	Lasten tragen	
89	Dehnungsübung für Gallenblasen- und Lebermeridian	
90	»Schulterspiele«	
92	Die »Flügel« bewegen	
93	Wie die Schildkröte ihren Hals bewegt	
94	»Der Mond nimmt zu, der Mond nimmt ab«	
97	Die Teetassen-Übung	

99	**Sich wehren**	
100	Tigerkräfte	
101	»Der kleine Tiger«	
102	Das Qi der Abwehr	
103	Die Qi-Reinigungsmassage	
106	»Die fünf Kümmernisse und die sieben Betrübnisse hinter sich lassen«	
108	»In der Stille sitzen und die Sonne aufgehen lassen«	

109	**Sich erinnern**	
110	Leichter erinnern	
110	Der Drache in der chinesischen Mythologie	
111	»Mit dem Drachen über die Erde streifen und Sonne und Mond betrachten«	
112	Die acht Brokate in der Übersicht	
117	Die Meridian-Dehnungsübungen in der Übersicht	
120	Die Tore des Qi in der Übersicht	

125	**Glossar**

128	**Literaturtipps**

Geschenke des Himmels

Fünf Uhr morgens: ein kleiner Park mitten in Beijing. Obwohl es noch sehr früh ist, ist diese grüne Oase schon voller Leben. An den Bäumen hängen Käfige mit Singvögeln, die jubilierend den Tag begrüßen. Ihre Besitzer, die sie jeden Morgen hierhin ausführen, und viele andere, auch Kinder und alte Menschen, nutzen die Zeit, um sich mit Hilfe von uralten traditionellen Übungen auf den stressigen Großstadtalltag vorzubereiten. Die ganze Bandbreite östlicher Bewegungskunst lässt sich hier bestaunen: Spektakuläre Wushu (Kung Fu)-Darbietungen, verschiedenste Schwert-, Fächer-, Säbel- und Stockformen der alten Selbstverteidigungskünste und die meditativen Bewegungsformen von Taiji und Qigong werden nebeneinander geübt.

Weckt diese Szenerie Ihre Neugier auf eine fremde, faszinierende Kultur? Weshalb halten die Menschen auch heute noch, in der »modernen« Zeit, an ihren traditionellen Übungen, die sie als Geschenke des Himmels betrachten, fest? Wir laden Sie ein, eine Reise in diese fremde Kultur zu unternehmen und sich auf eine neue Art des Denkens und Übens einzulassen. Vielleicht werden diese »Geschenke des Himmels« auch für Sie so wertvoll wie für die Menschen in unserem kleinen Park.

Wir haben für Sie eine »Reiseroute« ins »Reich der Mitte« zusammengestellt. Dieses Buch möchte ein »Kursbuch« für Ihren Alltag sein, vor allen Dingen ein Leitfaden zur Aufrechterhaltung der Gesundheit und zur Selbsthilfe in all den Situationen des täglichen Lebens, in denen wir in irgendeiner Weise aus dem Gleichgewicht geraten sind – und doch nicht so schwer erkrankt, dass wir ärztliche Hilfe brauchen. (Oder auch, wenn wir begleitend zu einer Behandlung selbst etwas für unsere Genesung tun möchten.)

Was erwartet Sie?

Im Kurs »Ins Reich der Mitte« werden Sie mit dem Weg der Selbsthilfe in der **Traditionellen Chinesischen Medizin** (TCM) vertraut gemacht. Möglicherweise sind Ihnen Begriffe wie »Lebensenergie«, »Qi«, »Energieleitbahnen« oder »Energietore« in Bezug auf Ihren Körper fremd. Sie entstammen einer anderen Tradition und Vorstellungswelt und sind in China über Jahrtausende kultiviert worden.

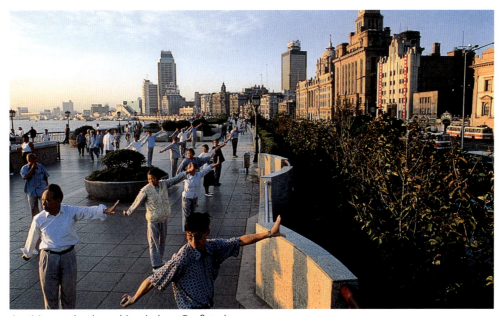

Am Morgen in einer chinesischen Großstadt

Die lange Erfahrung und die Anwendung dieses alten Wissens brachte eine Vielzahl von Selbstheilungs- und Selbstübungsmethoden hervor.

Wir möchten Ihnen eine Auswahl der zahllosen »Chinesischen Gesundheitsübungen« vorstellen. Sie können sie dann in Ihrem eigenen Alltag einsetzen.
Durch **Selbstmassagen** können Sie das Energie-Leitbahnensystem (Meridiansystem) kennen lernen, durch Druckpunktmassagen **(Akupressur)** haben Sie die Möglichkeit, die wohltuende Wirkung eines Energie-Ausgleiches über die wichtigsten Energietore (Akupressurpunkte) zu erleben. Einfache **Qigong-Übungen,** verbunden mit bildhaften Vorstellungen, bringen durch langsame, fließende Bewegungen den Energiefluss im Körper in Schwung, der Atem wird ruhig und Wohlbefinden kann sich einstellen.

Über die Übungen und Ihre persönlichen Erfahrungen können Sie die Grundlagen des Denkens in der Traditionellen Chinesischen Medizin kennen lernen und deren Möglichkeiten, die eigene Lebensenergie (Qi) wieder in »richtige« Bahnen zu lenken, wenn Sie im Alltag Ihre Gelassenheit verloren haben und sich nicht wohl fühlen.

Zum Aufbau des Buches

Mit dem ersten Atemzug und dem ersten Schrei beginnt der Austausch des neugeborenen Menschen mit seiner Umwelt. Der Mensch nimmt Zuneigung, Atemluft und Nahrung auf, wandelt sie in Lebensenergie (Qi) um und gibt der Erde zurück, was er nicht mehr braucht.

Der »rote Faden«, der sich durch dieses Buch zieht, ist die menschliche Entwicklung. So heißen die einzelnen Kapitel z. B.: »Sich besinnen«, »Sich austauschen«, »Vom Greifen und Begreifen«, »Sich halten«, »Sich aufrichten«, »In Schwung bleiben«. Sie erfahren noch einmal, wie ein Mensch sich vom ersten Atemzug an entwickelt und wie Sie diese Entwicklung begünstigen und Ihr »Qi« immer wieder erneuern und bewahren können.

So wird ein spannender und lebendiger Bezug der Selbsthilfemethoden zu unserem ersten Erlernen des Sitzens, Stehens oder Laufens oder des Begreifens und des Austausches mit der Umwelt möglich.

Sie finden die Übungen zu den »Etappen Ihrer Reise« jeweils in dem Kapitel, welches das Thema übergreifend behandelt. Wenn Sie zum Beispiel einen Schnupfen haben, dann finden Sie Übungen in den Kapiteln »Sich besinnen« und »Sich wehren«. Zum einen ist die Nase ein Sinnesorgan, zum anderen hat ein Schnupfen auch immer mit einer Störung im Immunsystem zu tun.

In den ersten Kapiteln werden Sie mit den Grundhaltungen für die Übungen vertraut gemacht. Sie lernen grundlegende Begriffe und Prinzipien kennen, die für alle Übungen in diesem Buch wichtig sind. Außerdem erfahren Sie etwas über die chinesische Philosophie und über die Modelle, die der chinesischen Medizin zugrunde liegen.

Durch fast alle Kapitel ziehen sich zwei Übungsreihen. Mit der ersten, den »Meridian-Dehnungsübungen«, können Sie gezielt bestimmte Körperbereiche aktivieren und sich genussvoll dehnen. Mit der zweiten Übungsreihe dürfen Sie in die Bilderwelt des chinesischen Denkens eintauchen, Bewegung als wohltuenden Fluss erleben und »mit dem Drachen über die Erde streifen und Sonne und Mond betrachten«.

Damit Sie nicht lange suchen müssen, sind die einzelnen Elemente jeder Reihe mit einem Symbol gekennzeichnet: Vor den **»Meridian-Dehnungsübungen«** finden Sie die alte Darstellung eines Menschen, der gerade ausgiebig dehnt. Zu den **»Drachenübungen«** führt Sie natürlich ein kleiner Drache. Und immer dort, wo Sie ein **A** sehen, wird ein neues Energietor, ein **»Akupressurpunkt«,** beschrieben.

Lassen Sie sich anregen – vielleicht durch die Bilder, vielleicht durch den Text.

Geschenke des Himmels

Die Mitte finden

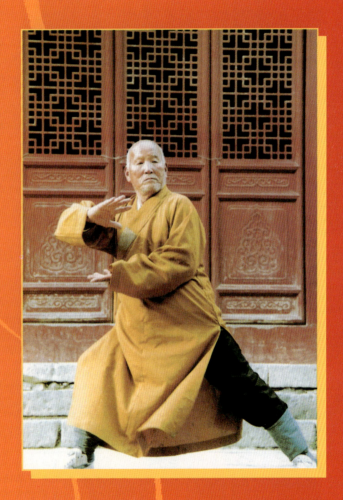

Wer in seiner Mitte ruht,
kann auch mal aus der Reihe tanzen.

Die Mitte suchen

Sicher hatten auch Sie schon einmal das Gefühl, »neben sich zu stehen«. Wir kennen alle den Ausspruch »heute drehe ich mich nur um mich selbst«. Nichts wünschen wir uns dann sehnlicher, als die eigene Mitte wieder zu finden und klar das eigene Denken und Handeln zu beherrschen.

Diese Sehnsucht beginnt schon mit dem Eintreten in die Welt. Mit der Geburt verlieren wir die schützende Geborgenheit in der »Mitte« unserer Mutter. Die ständige Bemühung, die eigene Mitte immer wieder zu finden, begleitet uns das ganze Leben. Am Anfang werden wir dabei von unseren Eltern unterstützt. Später haben wir die Möglichkeit, selbst für uns zu sorgen.

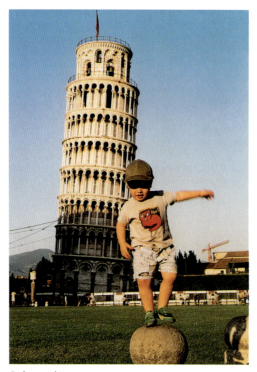

Balanceakte

Die Grundübungen in diesem Kapitel sind einfache und schnell wirksame Hilfen für den immer währenden Balanceakt im alltäglichen Leben. Sie vermitteln das Gefühl für oben und unten, für den Raum um uns herum und für ein entspanntes Dasein im eigenen Alltag. Sie sind überall anwendbar und befreien sehr schnell den Fluss der Lebensenergie (Qi), wenn sie durch inneren oder äußeren Stress blockiert ist.

Sie helfen dabei, körperliches und seelisches Gleichgewicht wieder herzustellen, um mit den vielfältigen Anforderungen im Leben in einer angemessenen Weise umzugehen. Angemessen bedeutet dabei, dass wir immer nur so viel Kraft und Energie einsetzen, wie für eine bestimmte Aufgabe wirklich nötig ist. Meist verbrauchen wir mehr als nötig und kommen damit in ein Ungleichgewicht – wir verlieren unsere Mitte.

Beginnen Sie den Weg in die eigene Mitte mit kleinen Schritten, damit Sie beim Erlernen der Übungen, die Ihnen ja Ruhe und Entspannung bringen sollen, nicht gleich den Anspruch haben müssen, alles sofort »richtig« machen zu wollen. Damit machen Sie sich nur unnötig »Stress«.

Ü Das Innere Lächeln

Der erste Schritt zur Entspannung ist eine wohlwollende Einstellung sich selbst gegenüber. Vielen Menschen erscheint gerade das als sehr schwierig. Gerade deshalb ist das »Innere Lächeln« eine der wichtigsten Qigong-Übungen. Nehmen Sie sich bitte für die folgende Übung einige Minuten Zeit:

❯ Schließen Sie die Augen und achten Sie auf Ihren Atemfluss.

Spüren Sie, wie die Atemluft ein- und ausströmt? Wie tief erleben Sie Ihren Atem bzw. die Atemwelle, die Ihren Körper während des Atmens bewegt?

Dann ziehen Sie die Stirn in Falten und stellen sich vor, dass Sie angestrengt über irgendetwas nachdenken. Was geschieht jetzt mit Ihrem Atem?

Jetzt entspannen Sie Ihr Gesicht wieder und blicken sanft nach »innen«. Können Sie ein

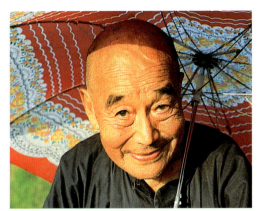

Gott hat dir dein Gesicht gegeben, lächeln musst du selbst – Irisches Sprichwort

Ü Spüren Sie mal!

❯ Führen Sie Ihre Hände im Bogen vor die Brust. Legen Sie sie aneinander, so dass die Fingerspitzen nach oben zeigen und reiben Sie die Hände kräftig gegeneinander.

Lösen Sie nun die Hände vorsichtig voneinander und fühlen Sie, was sich zwischen Ihren Händen »tut«.

Was ist Ihre Assoziation bei dieser körperlichen Wahrnehmung? Was immer Sie jetzt spüren, die Chinesen würden sagen, es ist Ihr Qi, Ihre Lebensenergie, die Sie durch das Reiben aktiviert haben.

Spielen Sie ruhig ein wenig mit Ihrem Qi. Ziehen Sie die Hände langsam so weit auseinander, dass Sie nach wie vor die Verbindung zwischen Ihren Handinnenflächen wahrnehmen können. Formen Sie in Ihrer Vorstellung einen Ball zwischen Ihren Händen und bewegen Sie ihn. Lassen Sie ihn größer und kleiner werden.

Schließen Sie die Übung ab und legen Sie die Hände übereinander auf Ihren Unterbauch, etwas unterhalb des Nabels. Dort ist die körperliche Mitte und in der Vorstellung der Chinesen auch die energetische Mitte des Menschen, das sogenannte Dantian. Können Sie Ihre Mitte wahrnehmen? ❮

»Inneres Lächeln« wahrnehmen? Wenn ja, darf es ruhig auch nach außen dringen.

Spüren Sie, wie Ihr Atem sich wieder verändert? Hat sich insgesamt etwas verändert? ❮

Allein ein Stirnrunzeln kann den Atemfluss und natürlich in Folge auch den Qi – Fluss deutlich blockieren. Auch oder gerade, wenn etwas in Ihrem Leben anstrengend oder ärgerlich ist, lohnt es sich, für einen Moment innezuhalten und sich selbst ermutigend zuzulächeln, oder über sich und die Situation zu lächeln. Das entspannt und gibt Ihnen vielleicht den Blick frei auf neue Lösungsmöglichkeiten.

Lassen Sie sich nicht entmutigen. Wenn diese Übung für Sie neu ist, kann es durchaus eine Zeit dauern, bis Sie die Wirkung des »Inneren Lächelns« wahrnehmen können. Folgender Satz kann Ihnen dabei helfen:

Ich will mich annehmen, so wie ich im Moment bin, damit ich Veränderungen und Wachstum zulassen kann.

Jeder Mensch wird das Qi in unterschiedlicher Weise erfahren. Es kann ein Wärmegefühl oder ein Prickeln entstehen, leichtes Brennen oder ein magnetisches Empfinden. Manchmal äußert sich Qi auch einfach nur in Entspannung und Wohlbehagen oder Sie fühlen sich wach und voller Energie und Tatendrang.

Sind Sie jetzt neugierig geworden auf die Hintergründe dieser Übung? Für das Eintauchen in eine andere Tradition ist Neugier sehr hilfreich. Die Beschäftigung mit fremden Denkmodellen kann zu einem neuen Verständnis der eigenen Tradition führen. Was ist nun »Qi«?

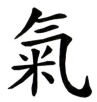

Chinesisches Schriftzeichen für Qi

Die Mitte finden

Qi – unsere Lebensenergie

Wichtige Erkenntnisse der Chinesen bezogen sich traditionell auf das Beobachten der Kreisläufe in der Natur und das Zusammenspiel von Geist, Seele und Leiblichkeit des Menschen. Die Beobachtung dieser Zusammenhänge brachte die Idee des Qi hervor. Es ist ein chinesisches Erklärungsmodell für die vielfältigen Funktionskreise in unserer erfahrbaren Welt. Der Begriff Qi bezeichnet im chinesischen Denken sowohl die »Grundbausteine« des Daseins in der Welt, das »äußere Qi«, als auch das »innere Qi«, die Lebensenergie, die im Menschen auf bestimmten Bahnen, den Meridianen, fließt.

Meridiane und Energiezentren

Durch Beobachtungen und durch Erfahrung fand man in China schon sehr früh heraus, dass es neben den uns bekannten Energieleitbahnen (Venen, Arterien, Lymphbahnen und Nervenbahnen) auch noch andere Leitbahnen gibt, die ein Mensch zwar nicht sehen, sehr wohl aber spüren kann. Das sind die Meridiane, die unseren Körper wie ein unsichtbares Netz umgeben und durchströmen, auf denen das Qi in ganz bestimmten Rhythmen in und um unseren Körper zirkuliert und so das Blut und die Körpersäfte fließen lässt und die Organe versorgt.

In China werden die Meridiane oft mit Flüssen verglichen, die in Seen oder Meere münden. Sie nutzen vorhandene Strukturen unseres Körpers, u. a. Muskeln, Blutgefäße und auch Knochen. Die Meridiane sind nicht wie Blutgefäße fest begrenzt. Wie Ufer eines Flusses sich je nach Wetterlage, Zufuhr aus dem Quellgebiet und Abzug durch Bewässerung verändern, verändern sich Meridiane je nach Lebensumständen und Ernährung.

Die »Meere« sind in diesem Bild die Hauptenergiezentren im Körper, die Dantian. Es gibt drei dieser Dantian (das obere im Kopf, das mittlere im Brustbereich und das untere im Unterbauch), in denen das Qi gespeichert und transformiert wird. Es genügt zu Anfang, die drei Dantian und den Überbegriff Qi zu kennen.

Was bedeutet Qi für unser Leben?

Wenn wir den Begriff Qi mit Lebensenergie übersetzen, dann müssen wir Energie in einem sehr weiten Sinne verstehen. Am besten wird er über die Funktionen des Qi im menschlichen Körper verständlich:

Qi bewirkt den Stoffwechsel im Körper.
Zum Beispiel die Umwandlung von Atemluft und Nahrung in Blut.

Qi steuert unsere Entwicklung.
Es bestimmt Aussehen, Körpergröße, die Ordnung der inneren Organe, des Knochen- und Muskelbaus.

Qi schützt unseren Körper.
Es schützt vor äußeren Faktoren wie Kälte, Hitze, Feuchtigkeit oder Trockenheit und auch vor inneren Faktoren, den schädigenden Emotionen wie Zorn, Hektik, Grübelei, Depression oder Ängstlichkeit.

Qi reguliert die Körpertemperatur.

Qi ist Ursprung all unserer geistigen und körperlichen Aktivität.
Unser »inneres Qi« ist in ständigem Austausch mit dem »äußeren Qi«, z. B. über Nahrung, Atmung oder die Anpassung an die natürlichen Gegebenheiten. Auch durch zwischenmenschliche Beziehungen findet ständig über den ganzen Körper und insbesondere über die »Tore des Qi«, die Akupressurpunkte, ein Austausch mit dem Qi unserer Umgebung statt. Im Körper ist es über die Qi-Bahnen, die Meridiane, ständig in Bewegung. Anhand dieser Funktionen wird die Vieldeutigkeit und Wandlungsfähigkeit von Qi klar. Es ist sowohl nicht fassbare Energie als auch klare Struktur, je nachdem, in welchem Wandlungszustand es sich befindet. In der modernen Quantenphysik ist Werner Heisenberg bei der Beschreibung der energetischen Abläufe in einem Atom zu einer ähnlichen Erkenntnis wie die alten Chinesen gelangt: Je nach Fragestellung und Beobachtungsweise kann Energie entweder Welle oder Teilchen sein.

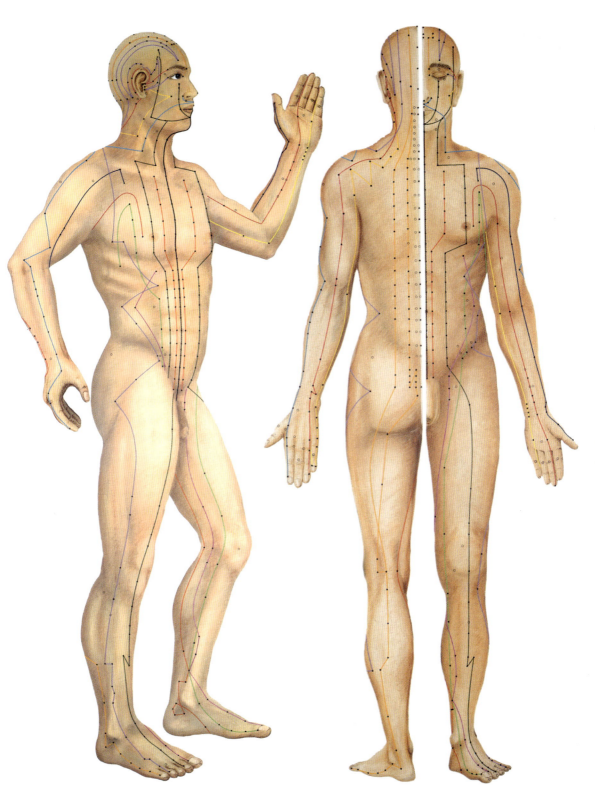

Die wichtigsten Meridiane

Die Tore des Qi

In China werden die Akupunktur- oder Akupressurpunkte als »Tore des Qi« bezeichnet. Wir können sie uns auch als Schleusen in einem Bewässerungssystem vorstellen. Über sie kann der Zu- und Ablauf von Qi reguliert werden. Mit Selbstmassagen und Akupressur der entsprechenden Tore können Sie dazu beitragen, den Qi-Haushalt zu regulieren.
Eines der wichtigsten Tore liegt z. B. auf der Leitbahn des Magenmeridians. Es hat den schönen Namen **»Tor der göttlichen Gleichmut« (Magen 36,** Zusanli) und wird auch **»Siebenmeilenpunkt«** genannt. Wann immer Sie aus Ihrer »Mitte« gefallen sind, oder vorbeugend auch täglich, können Sie diesen Punkt massieren. Bei Erregungszuständen kann dies wieder zur »himmlischen Gleichmut« führen und bei Erschöpfung können Sie nach seiner Massage, der Überlieferung nach, noch »sieben Meilen« weiter laufen. Angeblich verlängert sich das Leben um sieben Jahre, wenn dieser Punkt täglich massiert wird. Sie finden ihn handbreit unter der Kniescheibe auf dem Muskel zwischen Schienbein und Wadenbein.

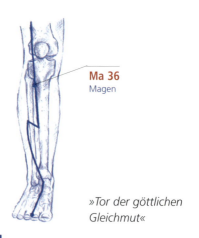

Ma 36
Magen

»Tor der göttlichen Gleichmut«

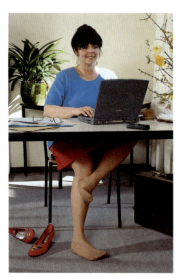

Eine bequeme Art der Akupressur

Die Körperhaltung beim Massieren eines Akupressurpunktes kann sehr unterschiedlich sein. Am bequemsten können Sie den Punkt »Tor der göttlichen Gleichmut« mit der Ferse des anderen Beines kreisend massieren.

Ü Haltung finden – Haltung bewahren: »Stehen wie ein Baum«

Die innere und die äußere Haltung eines Menschen beeinflussen sich immer gegenseitig. Wie verändert sich Ihre äußere Haltung, wenn Sie fröhlich, traurig, wütend oder glücklich sind? Innere Grundhaltungen haben immer auch einen körperlichen Ausdruck.

Das »Innere Lächeln« steht für eine positive innere Grundhaltung, die sich durch das Üben immer mehr entwickeln kann. Sie bahnt für unsere Energie den Weg zur Mitte. Die äußere Grundhaltung, das Stehen, Sitzen oder Liegen sollte die innere widerspiegeln und sie begünstigen. Durch ihr Zusammenwirken fühlen wir uns wohl.

Das »Sich-Wohlfühlen« ist die Grundvoraussetzung für eine gute Haltung und eine kraftvolle Bewegungsweise. Wenn Sie erst einmal im Stehen Ihren Schwerpunkt, Ihre körperliche Mitte, gefunden haben, können Sie Ihre eigenen Haltungs- und Bewegungsgewohnheiten bewusst wahrnehmen und neue Verhaltensweisen ausprobieren. Was verstehen Sie unter einer korrekten Haltung? Nehmen Sie diese Position einmal ganz bewusst im Stehen ein. Lassen Sie sich etwas Zeit und halten Sie die von Ihnen gefundene Stellung für eine Weile. Können Sie so eine längere Zeit stehen? Wenn Sie es können, wunderbar. Falls nicht, dann nehmen Sie bitte einmal Ihre Vorstellungskraft zu Hilfe:

❱ Stellen Sie Ihre Füße schulterbreit und parallel nebeneinander. Lockern Sie sich in allen Gelenken und stellen Sie sich nun vor, Sie stehen wie ein Baum. Über die Füße sind Sie mit der Erde verwurzelt und oben werden Sie wie von einer Frühlingsbrise sanft bewegt. Lassen Sie sich Zeit, in dieses Bild hineinzufinden.

Können Sie kleine Bewegungen wahrnehmen? Nehmen Sie wahr, wie Ihr Atem Sie auch innerlich sanft bewegt, als würde ein Lufthauch durch den Wipfel eines Baumes streichen?

Ihr Körper darf jetzt vor-, zurück- und zur Seite pendeln. Lassen Sie nach einiger Zeit das Pendeln ausklingen. Die Bewegung wird dadurch so fein, dass sie nur noch innerlich spürbar, aber nicht mehr äußerlich sichtbar ist.

Wie stehen Sie jetzt? Hat sich etwas verändert?

Bleiben Sie so noch eine Weile ruhig stehen. Legen Sie die Hände übereinander auf den Unterbauch, das untere Dantian. Hier ist auch Ihr Schwerpunkt. Lächeln Sie sich selbst noch einmal zu. Spüren Sie die eigene Mitte, die Leichtigkeit des Körpers und die Stabilität, das »Verwurzeltsein«? Wie fühlen Sie sich jetzt? Können Sie so über einen längeren Zeitraum stehen?

Das ist die Grundhaltung im Stehen: Stehen wie ein Baum, die Wurzeln fest in der Erde und die Zweige leicht wie im Wind bewegt.

Vielleicht mögen Sie jetzt etwas durch den Raum gehen. Achten Sie darauf, dass Sie die Füße ganz bewusst von den Fersen bis über die großen Zehen abrollen. ❰

Unser Körper ist in ständiger Bewegung. Die Organtätigkeit, der Blut- und Lymphfluss, die Aktivität der Zellen und die Atmung erzeugen diese ständige Bewegung. Unsere Umwelt verlangt Anpassung an sich ändernde Gegebenheiten. Stehen auf Kies, am Strand oder an einem Hang ist nicht mit dem Stehen auf einer Gymnastikmatte zu vergleichen. Eine gute Haltung bewahren heißt, eine relative Stabilität herzustellen und Irritationen als Chance zur Veränderung und nicht als störend wahrzunehmen.

Sorgen Sie immer dafür, dass Sie sich beim Üben wirklich wohl fühlen. Achten Sie darauf, wie lange Sie mühelos stehen können und wechseln Sie zwischen Sitzen, Stehen und Gehen. Wenn Sie Ihren Blick beim Üben sanft nach »innen« richten, kann in Ihnen ein »Inneres Lächeln« entstehen, das Ihnen hilft, den ganzen Körper zu entspannen.

Tipp für den Alltag
❱ Wenn Sie längeres Stehen am Busbahnhof oder beim Einkaufen als sehr mühsam empfinden, dann nützen Sie die nächste Wartezeit, um wie »ein Baum« zu stehen.
Ganz fein ausgeführt ist diese Bewegung für Umstehende nicht sichtbar, aber für Sie sehr wohl spürbar.

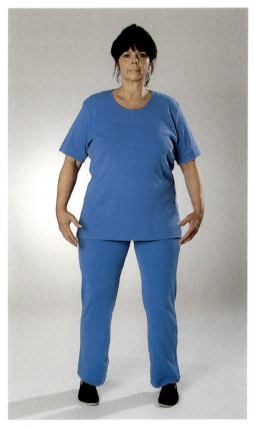

Stehen wie ein Baum

Nur wer den Schwerpunkt verändern kann, bleibt in der Mitte.

Ü Die Meridiane abklopfen

Um im Alltag handlungsfähig zu bleiben, können wir immer wieder Kraft aus unserer Mitte schöpfen. Durch einfaches Abklopfen unseres Körpers entlang der Energiebahnen bringen wir das Qi schnell und sofort spürbar wieder in Fluss.

❯ Stellen Sie sich in eine gute Grundhaltung. Legen Sie Ihre rechte Hand vor die linke Schulter und klopfen Sie die Innenseite des Armes ab bis zu den Fingerspitzen.

Drehen Sie dann den linken Arm um und klopfen Sie an der Außenseite des Armes aufwärts und danach ein paar Mal kräftig auf die Schulter.

Anschließend klopfen Sie ebenfalls mit der rechten Handfläche einmal kurz auf den Hinterkopf, einmal auf den höchsten Punkt des Kopfes und einmal auf die Stirn.

Wiederholen Sie das Ganze mit dem rechten Arm.

Danach legen Sie beide Handflächen so hoch wie möglich auf den Rücken und klopfen hinten und außen abwärts über die Beine bis zu den Fersen.

Klopfen Sie dann die Innenseite der Beine aufwärts bis zur Brust.

Von hier aus klopfen Sie diagonal von der linken Schulter zum rechten Fußrücken und von der rechten Schulter zum linken Fußrücken.

Zum Abschluss streichen Sie mit beiden Händen an den Innenseiten der Beine aufwärts und legen die Hände dann übereinander auf die Mitte. ❮

Tipp für den Alltag
▶ Immer wenn Sie sich kraftlos und müde fühlen, können Sie mit dieser Übung Ihr Qi wieder in Fluss bringen und sich ganz bewusst »selbst auf die Schultern klopfen«.

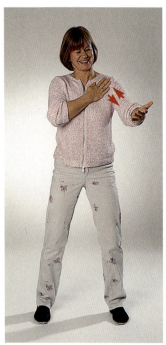
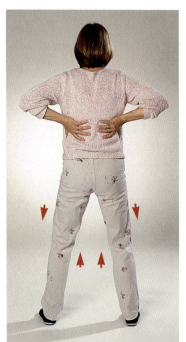
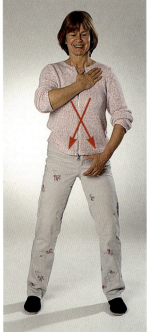

Den Qi-Fluss fördern

Ü Mühelos aufrecht sitzen: Grundhaltung im Sitzen

Kinder haben keine Schwierigkeiten, lange auf dem Boden zu sitzen. Immer wieder verändern sie dabei ihre Position. Die Probleme beginnen erst in der Schule mit dem geforderten »Ruhigsitzen«.

Wussten Sie, dass sich am unteren Teil des Beckens zwei »Sitzbeine« befinden? In der folgenden Übung werden Sie diesen Bereich Ihres Körpers ganz deutlich spüren.

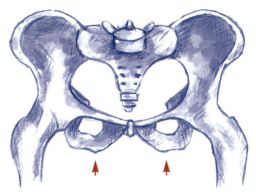

Sitzbeine

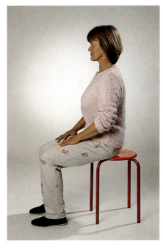

Aufrecht sitzen im Westen …

❯ Setzen Sie sich jetzt bitte auf einen Stuhl. Nehmen Sie wahr, wie Sie im Moment sitzen? Wie berühren Ihre Füße den Boden? Haben Sie sie übereinander geschlagen oder nebeneinander? Spüren Sie mehr Ihre Oberschenkel oder Ihre Sitzbeine? Wie fühlt sich Ihr Rücken an?

Rutschen Sie jetzt bitte vor auf die Stuhlkante: Die Füße stehen parallel, mit den Außenkanten etwa schulterbreit auseinander und mit den ganzen Sohlen auf dem Boden. Oberschenkel und Knie sollten einen rechten Winkel bilden. Wenn das nicht der Fall ist, können Sie entweder unter die Füße oder unter das Gesäß zum Ausgleich ein festes Polster oder eine Decke schieben. Die Hände liegen locker und entspannt auf den Oberschenkeln.

Was verändert sich dadurch?

Wenn Sie jetzt Ihre Sitzbeine deutlich spüren, dann können Sie durch ein sanftes Schaukeln in alle Richtungen Ihren Schwerpunkt auch im Sitzen finden. Nehmen Sie sich genug Zeit, bis Sie dabei das Spiel in all den kleinen Gelenken der Wirbelsäule wahrnehmen können. Pendeln Sie sich zum Schluss in der Mitte ein.

Wie sitzen Sie jetzt im Vergleich zum Anfang? ❮

Überall gut sitzen

Eine weitere Möglichkeit ist das Sitzen auf dem Boden im Knie- oder Fersensitz. Wer in dieser Sitztechnik ungeübt ist, hat die Möglichkeit, sich ein Polster oder eine zusammengerollte Decke zwischen die Beine zu schieben oder ein Meditationsbänkchen zu benutzen. Die Beine werden dabei entlastet. Wichtig ist die aufrechte Haltung der Wirbelsäule.

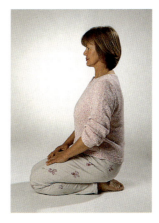

… und im Osten

Die Mitte finden

Eine andere klassische Variante ist das Sitzen im Schneider- oder im Lotossitz. Hier brauchen Sie unbedingt ein festes Polster oder eine bzw. mehrere zusammengelegte Decken unter dem Gesäß, damit sich der Oberkörper mühelos aufrichten läßt.

Wählen Sie immer die Sitzhaltung, die für Sie am angenehmsten ist.

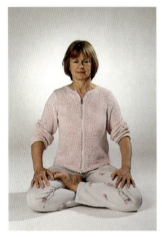

Halber Lotossitz

Tipp für den Alltag
▶ Überprüfen Sie vor allem Ihren Arbeitsplatz auf die Anforderungen an eine gute Grundhaltung. Verzichten Sie nach Möglichkeit auf zu weiche und zu niedrige Sitzmöbel. Achten Sie immer wieder darauf, dass die Füße mit der ganzen Sohle den Boden berühren. Das »erdet« vor allem bei geistiger Tätigkeit. Beim kraftvollen Sitzen werden die Bandscheiben geschont und die Muskulatur wird stark. Durch die Aufrichtung wird die Atmung und die Arbeit der inneren Organe erleichtert. Es lohnt sich, mühelos und aufrecht zu sitzen!

Anfang und Ende

Alle Übungen brauchen einen Anfang und einen Abschluss. Es gibt verschiedene Anfangs- und Schlussübungen. Wenn Sie vor einer Übung eine Grundhaltung eingenommen haben, dann können Sie als einfache Anfangsübung die Hände auf Ihren Unterbauch legen und sich damit bewusst machen, dass die nun folgende Übung von Ihrer Mitte, dem Hauptenergiezentrum, ausgeht.

Für einen guten Abschluss genügt es, nach einer Übung noch eine Weile mit den Händen auf Dantian stehen oder sitzen zu bleiben. Stellen Sie sich dabei vor, Sie würden die gesammelte Energie in Dantian, in Ihrer Mitte, speichern und bevor Sie nach der Übung wieder ins Alltagsgeschehen zurückkehren, den »Speicher«, Dantian, bewusst schließen. In China sagt man, »die Ernte heimbringen«. Der Abschluss ist so wichtig wie die Übung selbst. Eine Qigong-Übung ohne Abschluss ist so, als würden Sie sorgfältig und mit viel Mühe alle Äpfel eines Baumes pflücken und dann im Freien liegen lassen.
Das Sammeln des Qi in Dantian gewährleistet, dass Sie die Lebensenergie von dort aus jederzeit abrufen können und damit aus Ihrer Mitte heraus handeln und leben.

Üben im Liegen?

Natürlich können Sie auch im Liegen üben. Im Liegen können Sie alle Übungen auch in Gedanken nachvollziehen, z. B. wenn Sie schwach oder krank sind oder auch einfach vor dem Einschlafen.

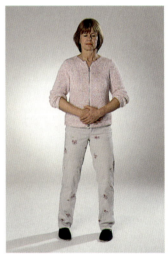

Anfangs- und Abschlussposition

Ausblick
Die Grundhaltungen, die Sie in diesem Kapitel kennen gelernt haben, werden Ihnen in diesem Buch immer wieder begegnen. Jedes Kapitel wird Ihnen Anregungen bieten, diese Grundhaltungen wieder neu zu erleben und Gelerntes zu vertiefen.

Die Mitte finden

Sich besinnen

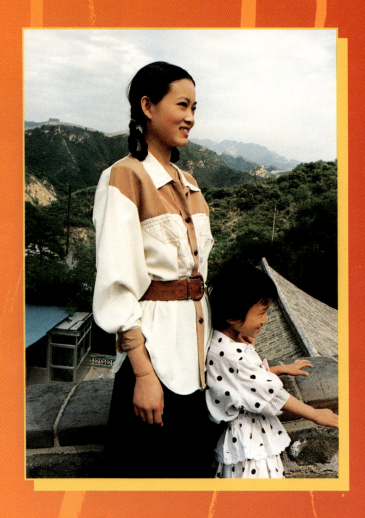

*Mit allen Sinnen
 die ganze Welt wahrnehmen
 und doch bei sich sein*

Die Sinne – Tore zur Welt

Schon im Mutterleib nimmt der Mensch über seine Sinne erste Kontakte zur Außenwelt auf. Über den Tastsinn erfährt das Kind seine Grenzen und die Kraft seiner Bewegungen. Es spürt die Wärme und Nähe seiner Mutter und die eigenen Berührungen. Wussten Sie, dass manche Kinder schon im Mutterleib am Daumen lutschen?

Der Hörsinn ist ebenfalls schon sehr früh entwickelt, so dass das Kind den Herzschlag der Mutter und sogar ihre Stimme hören kann und so nach der Geburt seine Mutter »erkennt«. Es trinkt bereits das Fruchtwasser und entwickelt seinen Geschmackssinn.

Erste Sinneseindrücke

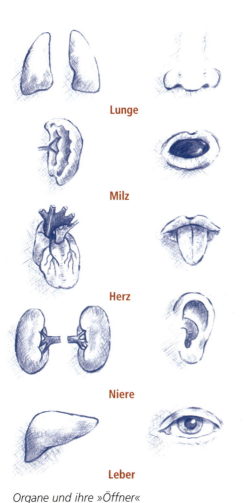

Organe und ihre »Öffner«

Das Sehen beginnt erst nach der Geburt, wenn das Kind das »Licht der Welt« erblickt. Der Geruchssinn benötigt die Luft, um sich zu entfalten.

In der Traditionellen Chinesischen Medizin werden die Sinne auch als »Öffner« der Organe bezeichnet. Die Öffnungen unserer fünf Sinne im Gesicht (Augen, Ohren, Nase, Mund und Zunge) werden jeweils einem Organ zugeordnet. Es bestehen Ähnlichkeiten in der Form zwischen äußerlich sichtbarem Sinnesorgan und innerem Organ. Man hat herausgefunden, dass diese sich in der frühen embryonalen Entwicklung aus dem jeweils gleichen Keimblatt gebildet haben.
In der Theorie der **»Fünf Elemente«** oder **»Fünf Wandlungsphasen«** finden die Organe, die Sinne, und das, was sie aufnehmen und ausdrücken, ihre klare Zuordnung.

Wenn Sie die nun folgende Selbstmassage durchführen, dann sorgen Sie z. B. mit der Massage Ihrer Augen energetisch auch für Ihre Leber. Lassen Sie sich aber zunächst einfach auf die erfrischende Übung ein.

Ü »Die fünf Sinne klären«

▶ Stellen oder setzen Sie sich in eine entspannte Grundhaltung *(vgl. S. 12 ff.)*. Finden Sie zu einem »Inneren Lächeln« und richten Sie Ihr Bewusstsein ganz auf Ihre Hände. Führen Sie jetzt die Hände in großem Bogen vor die Brust und legen Sie beide Handflächen aneinander, so dass die Fingerspitzen nach oben zeigen. Ziehen Sie das Kinn ein wenig zur Brust und wenden Sie auch die Fingerspitzen ein wenig in Richtung Brust, bis Sie spüren, dass im ganzen Rücken eine angenehme Spannung entsteht. Lösen Sie die Spannung wieder und beginnen Sie, die Hände von oben nach unten aneinander zu reiben. Sie aktivieren damit das Qi in Ihren Händen. Zählen Sie dabei im eigenen Tempo bis 24.

24 x die Hände aneinander reiben

Lösen Sie die Handflächen voneinander und lassen Sie die Hände langsam nach unten bis zur Taille sinken. Streifen Sie mit den Handflächen wie um einen Gürtel nach hinten und legen Sie die Hände neben der Wirbelsäule auf den Rücken. Reiben Sie kräftig mit den Händen auf und ab. Sie aktivieren damit das Nieren-Qi, das nach Überzeugung der Traditionellen Chinesischen Medizin der Ursprung und die Grundenergie des Lebens ist. Zählen Sie dabei bis 81. Achten Sie darauf, dass sich kein Hohlkreuz bildet und dass Sie im Nacken nicht verspannen. Im Stehen können Sie dabei den ganzen Körper mitschwingen lassen, wenn Sie in Hüfte und Kniegelenken ganz locker sind.

81 x den Rücken reiben

Lassen Sie danach die Arme wieder sinken und führen Sie sie erneut in großem Bogen vor die Brust. Reiben Sie die Hände wieder kräftig gegeneinander.

24 x die Hände aneinander reiben

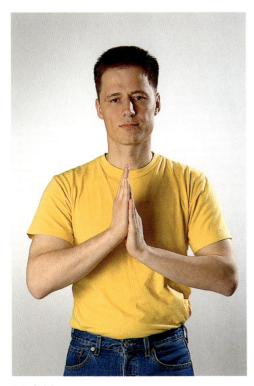

Qi aktivieren

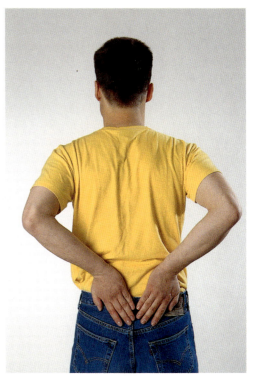

Das Nieren-Qi stärken

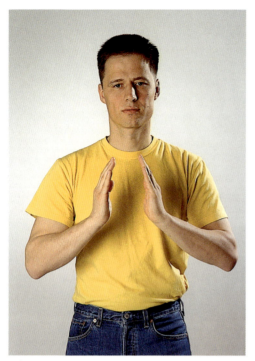

1 Qi für die Augen

Nun richten Sie die Aufmerksamkeit in Ringfinger und Mittelfinger. Legen Sie die Mittelfinger auf die Oberlider und die Ringfinger auf die Unterlider der Augen und massieren Sie die Augen. Ob Sie die Augen dabei berühren wollen und wie fest der Druck sein soll, entscheiden Sie selbst. Zählen Sie dabei bis 24.

24 x die Augen mit Mittelfinger und Ringfinger massieren

2 Qi für die Ohren

Zeigefinger und Mittelfinger sind jetzt im Zentrum Ihrer Aufmerksamkeit. Legen Sie den Zeigefinger hinter die Ohren und den Mittelfinger vor die Ohren. Massieren Sie kräftig auf und ab und zählen Sie dabei bis 36.

36 x die Ohren mit Zeigefinger und Mittelfinger massieren

Qi spüren

Wenn Sie jetzt die Hände voneinander lösen, dann ziehen Sie sie vorsichtig 10 bis 20 cm auseinander. Lassen Sie die Aufmerksamkeit ganz in den Handinnenflächen. Können Sie die Verbindung noch spüren? Als Kribbeln oder als Wärme? Spielen Sie ein wenig mit diesem magnetischen Gefühl zwischen Ihren Händen. Nach Vorstellung der Traditionellen Chinesischen Medizin spüren Sie jetzt Ihr Qi, Ihre Lebensenergie, die Sie durch das Reiben in den Händen gesammelt haben. Nutzen Sie dieses Qi für Ihre Sinne:

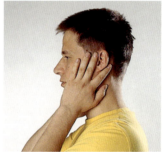

Ohren: »Öffner der Nieren«

3 Qi für die Nase

Denken Sie jetzt in die Daumen und legen Sie die Daumenballen neben die Nase auf die Wangen. Lassen Sie die Daumenballen locker nach oben bis zur Stirn und nach unten bis zum Kinn gleiten. Zählen Sie bis 36.

36 x die Nase mit den Daumenballen massieren

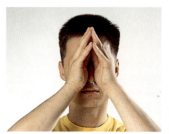

Nase: »Öffner der Lunge«

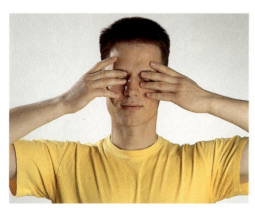

Augen: »Öffner der Leber«

4 Qi für die Zunge

Lassen Sie Ihre Zunge zwischen Lippen und Zahnfleisch kreisen.
9 x in jede Richtung kreisen

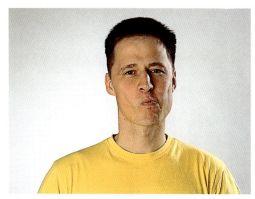

Zunge: »Öffner des Herzens«

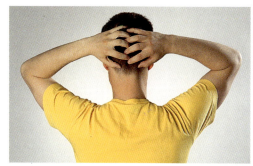

Blockaden lösen

Lassen Sie die Hände über den Hals nach vorne gleiten und legen Sie die Hände vor dem Gesicht übereinander. Streifen Sie mit den Händen nach oben über das Gesicht und über den Hinterkopf wieder nach unten.
6 x mit beiden Händen über Gesicht und Hinterkopf streifen

5 Qi für den Mund

Jetzt ist Ihre Aufmerksamkeit wieder in beiden Zeigefingern. Legen Sie die Zeigefinger über und unter die Lippen. Massieren Sie jetzt mit den Außenkanten der Zeigefinger horizontal über Ober- und Unterlippe.
24 x den Mund massieren

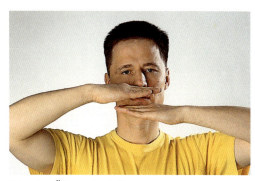

Mund: »Öffner der Milz«

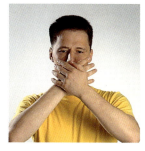

Qi ausgleichen

Lassen Sie die Hände dann langsam mit den Handflächen nach unten absinken und legen Sie die Hände auf den Unterbauch, um so alles Qi wieder in Ihre eigene Mitte zu führen. Spüren Sie den Boden fest unter Ihren Füßen. Vielleicht erleben Sie jetzt Freiheit und Leichtigkeit in Ihrem Kopf. Denken Sie an Ihr »Inneres Lächeln«, bleiben Sie noch eine Zeit lang ruhig und entspannt stehen oder sitzen und öffnen Sie danach Ihre Sinnestore wieder ganz bewusst nach außen.

Danach kämmen Sie mit allen 10 Fingern durch die Haare nach hinten, bis die Daumen unter den Hinterhauptknochen liegen. Massieren Sie jetzt mit allen 10 Fingern den Hinterkopf horizontal. Zählen Sie dabei bis 24.
24 x den Hinterkopf mit allen 10 Fingern massieren

Tipp für den Alltag
▶ Die Reizüberflutung in unserem Alltag ist ein zunehmendes Problem. Ist es Ihnen auch schon einmal so gegangen, dass Sie morgens noch gar nicht richtig aus den Augen schauen konnten? Oder kennen Sie das Gefühl: Ich habe die Nase voll, ich kann nichts mehr hören und sehen? Dann ist es wieder einmal Zeit für eine Pause und die Übung »Die fünf Sinne klären«.

Zahlen und Zählen

Vielleicht haben Sie sich über die unterschiedlichen Anweisungen für das Zählen bei der Massage gewundert. Es gibt eine mehrfache Erklärung:

Das Zählen bedeutet für Sie eine individuelle Zeiteinheit. Es hilft gleichzeitig, mit der Aufmerksamkeit ganz bei den Übungen zu bleiben, da der Geist durch das Zählen gebunden wird, ohne die Aufmerksamkeit zu fordern.

Zahlen haben seit jeher in allen Kulturen neben ihrer ordnenden, mathematischen Funktion auch vielfache mystische und magische Bedeutung. Auch in China gibt es eine jahrtausendealte Zahlensymbolik, die in allen Lebensbereichen auftaucht und vor allem in der Architektur sichtbar wird. Im Yi Jing, dem ältesten chinesischen Weisheitsbuch, hat sie sich zur philosophischen »Hochkultur« entwickelt und vereinigt das Ordnende mit den natürlichen Lebensrhythmen und der Mystik.

Im Qigong tauchen immer wieder Zahlensymbole auf: Die Zahl Acht in den vielen »8-fachen« Methoden symbolisiert die acht Himmelsrichtungen (Süden, Westen, Norden, Osten; Südwesten, Nordwesten, Nordosten, Südosten). Die Zahl Drei als Symbol von Himmel – Erde – Mensch dient als Multiplikator bei fast allen Übungen und Massagen und kann sowohl ungerade »Yang-Zahlen«, z. B. 81, als auch gerade »Yin-Zahlen«, z. B. 24, bilden.

Im Reich der Bilder

Die Augen sind das dominanteste Sinnesorgan. Wussten Sie, dass bei jedem Sehvorgang über 80% des Gehirns beteiligt sind? Deshalb ist die Vorstellungskraft eine so starke Kraft, die unmittelbare Auswirkungen auf den ganzen Organismus hat. Wenn wir uns die Sonne vorstellen, fühlen wir uns von ihr erwärmt.

Bei einem Bild von Eis und Schnee dagegen werden wir leicht frösteln. Wenn wir uns eine köstliche Speise vorstellen, läuft uns das Wasser im Mund zusammen und ein gruseliges Geräusch kann eine »Gänsehaut« auslösen. Mit den Erkenntnissen der Traditionellen Chinesischen Medizin, dass nämlich die Sinne eng mit den inneren Organen verbunden sind *(siehe Tabelle auf Seite 18)*, werden diese Reaktionen verständlich.

Deshalb gilt: Wenn Ihnen ein angebotenes Bild unangenehm ist oder für Sie nicht »stimmt«, dann suchen Sie sich bitte ein anderes, mit dem Sie sich wohl fühlen.

Bilder im Qigong

Die chinesische Sprache ist eine Bildersprache. Die Bewegungen im Qigong werden oft durch Bilder geleitet. Bilder dienen einem natürlichen Bewegungsablauf. Lassen Sie ein Bild nach dem Erlernen einer Übung möglichst wieder los, damit die Übung für sich wirken kann. Spüren Sie nur noch die Bewegung und wie diese auf Sie wirkt.

Auch beim Wiederholen einer Übung können Sie sich von den Bildern lösen und die Übung Ihrer eigenen Geschwindigkeit und Ihrem eigenen Bewegungsfluss folgen lassen.
Wenn Sie mögen, können Sie jede einzelne Bewegung einer Übung mehrfach wiederholen, bis Sie das Bild dazu nicht mehr benötigen. Grundsätzlich gilt:

Das Bewusstsein lenkt die Bewegung,
die Bewegung lenkt den Atem,
Atem und Bewegung lenken das Qi.

Ü In die Ruhe finden

Vor jedem neuen Lebensabschnitt, das heißt, vor jedem neuen Tag oder vor dem Beginn einer neuen Übung, ist es gut, sich für eine kleine Weile in die eigene Mitte zurückzuziehen, um zur Ruhe kommen. Es ist fast überall möglich, sich einen Augenblick in eine ruhige Haltung im Sitzen zu begeben, die Augen zu schließen oder zumindest den Blick nach innen zu richten. Wenn Sie dann für einige Atemzüge die Hände übereinander auf den Unterbauch legen und Ihre Mitte wahrnehmen, können Sie alles Alte gehen lassen und sind bereit für das Neue. Die folgende Übung hilft Ihnen, schnell in die Ruhe zu finden.

❯ Bitte setzen Sie sich in die Grundhaltung Ihrer Wahl. Rutschen Sie auf die Stuhlkante, und bringen Sie sich mit einem tiefen Atemzug in eine aufrechte und entspannte Position. Legen Sie die Hände locker übereinander auf Ihren Unterbauch und richten Sie die Aufmerksamkeit ganz nach innen.

Stellen Sie sich vor, dass Sie alle Kraft, die Sie zum Leben brauchen, in sich tragen, und dass Sie diese Kraft jederzeit durch Ruhe aktivieren können.

Lassen Sie zu, dass Ihr innerer Blick sanft wird und in Ihrem Inneren ein Lächeln entsteht. Stellen Sie sich vor, dass das Lächeln sich im ganzen Körper ausbreitet und bleiben Sie für eine Weile ruhig sitzen.

Wenn Sie mögen, können Sie aus der Ruhe heraus erspüren, welche Vorstellungen das Thema der neuen Übungsreihe in Ihnen auslöst. Lassen Sie Ihrer Phantasie Raum und Zeit. ❮

»Mit dem Drachen über die Erde streifen und Sonne und Mond betrachten«

Diese neue Übungsreihe bildet eine der zahlreichen Brokatübungsreihen, die es in vielen verschiedenen Zusammenstellungen im Sitzen oder im Stehen gibt. Sehr häufig sind es acht, manchmal aber auch zehn oder zwölf verschiedene Übungen, die oft eine »Geschichte« erzählen. *Die Geschichte zu dieser Übungsreihe finden Sie im Kapitel »Sich erinnern« auf Seite 111, in dem alle acht Übungen zusammengefasst sind.*

In der folgenden **1. Brokatübung** im Sitzen wird das Qi durch alle drei Dantian (Energiezentren) im Körper geleitet, um Yin und Yang in Einklang zu bringen. Wenn Sie jetzt Lust haben, dann streifen Sie mit dem »Drachen« durch Ihren Körper!

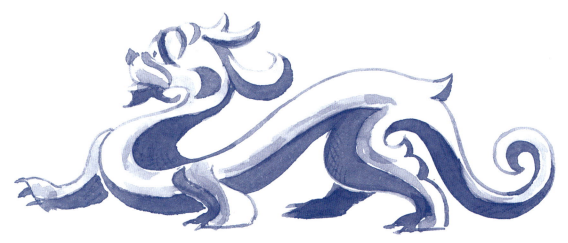

So finden Sie die Drachenübungen!

»Die drei Dantian durchdringen, Yin und Yang in Einklang bringen«

❭ (Grundhaltung im Sitzen, Hände auf Dantian)

Lösen Sie jetzt die Hände vom Bauch und lassen Sie sie so auf die Oberschenkel gleiten, dass die Handflächen nach oben gewendet sind. Das ist die »Mondhaltung« im Sitzen.

Dann ziehen Sie die Hände langsam auseinander und heben die Arme seitlich an, bis die Handflächen über Ihrem Kopf nach oben zeigen.

Führen Sie dann die Hände auf dem gleichen Weg zurück.

Nun vor Dantian die Handrücken aneinander legen, dass die Fingerspitzen nach unten zeigen und die Handgelenke nach oben bis vor die Brustmitte (Herznest) ziehen.

Wenden Sie danach die Hände so, dass die Fingerspitzen nach oben zeigen und lassen Sie die Hände in die Mondhaltung zurückgleiten.

Wiederholen Sie die Übung 6- bis 12-mal und spüren Sie dann ruhig und ohne Erwartungen in den ganzen Körper.

Schauen Sie anschließend ganz bewusst von innen nach außen in Ihre Umgebung. Stellen Sie über Ihre fünf Sinne wieder neu Kontakt zur Außenwelt her.

Können Sie fühlen, wie Ihre Beine aufliegen? Schauen Sie Ihre Umgebung an. Hat sich das Licht und damit auch die Farbe im Raum verändert?
Welche Geräusche können Sie in der Stille hören?
Wie riecht Ihre Umgebung, können Sie den Duft Ihrer eigenen Haut wahrnehmen?
Bewegen Sie Ihre Zunge und erkunden Sie den gegenwärtigen Geschmack Ihres Speichels. Schmecken Sie noch, was Sie zuletzt gegessen haben oder schon das, was Sie sich wünschen? Achten Sie auf Ihren Atem: Ist er ruhiger als vorher?

Fühlen Sie sich insgesamt ruhiger als vorher? ❬

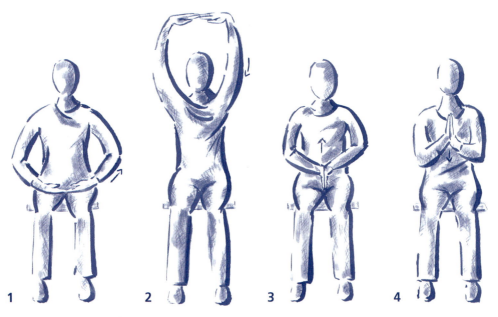

Yin und Yang in Einklang bringen

Sich besinnen

Vom Kopf zu den Füßen

Sollten Sie für die letzte Übung eine ungewohnte Sitzhaltung auf dem Boden gewählt haben, kann es anfangs zu einem Einschlafen der Füße oder gar der ganzen Beine kommen. Mit einer Fußmassage und der Massage des Punktes **Magen 36** *(siehe Seite 12)* bringen Sie Ihre Füße schnell wieder zum »Erwachen«.
Aber auch im ganz normalen Alltag wirkt die Massage sehr belebend für unsere Füße und auch für unsere Sinne, denn diese sind energetisch über den Verlauf der Meridiane *(siehe Seite 11)* mit den Händen und Füßen verbunden.

Fern- und Extrapunkte

Als Fernpunkte werden die Punkte auf einem Meridian bezeichnet, die meist am anderen Ende des Meridianes liegen, in dessen Bereich eine Störung (z. B. Kopfschmerzen) aufgetreten ist. Extrapunkte liegen außerhalb der Meridianverläufe.

Haben Sie schon einmal die wohltuende Wirkung eines warmen Fußbades bei einer Erkältung erlebt und sich danach die Füße mit einer Ölmassage verwöhnt? Nicht jede Frau hat das Glück, nach einem anstrengenden Fußmarsch oder bei Kopfschmerzen eine liebevolle Fußmassage zu bekommen wie diese Frau in Beijing bei der Besichtigung der »Verbotenen Stadt«.

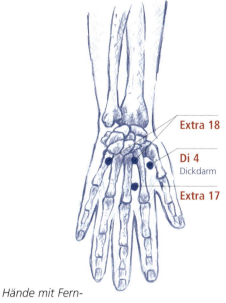

Hände mit Fern- und Extrapunkten

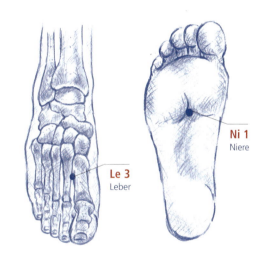

Füße mit den Fernpunkten Leber 3 und Niere 1

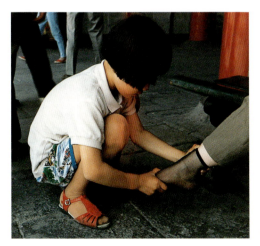

Vielleicht verspüren Sie auch selbst Lust, Ihre Füße in die Hände zu nehmen und zu verwöhnen? Die folgende Seite beschreibt eine erfrischende Fußmassage.

Früh übt sich …

Ü Fußmassage bei müden Füßen

❯ Nehmen Sie einen Fuß in beide Hände und massieren Sie sanft zuerst die Fußsohle. Dann folgt die Massage des Fußrückens und die »Erkundung« der Kopfschmerzpunkte zwischen den Mittelfußknochen.
Beginnen Sie an der Großzehenseite zwischen 1. und 2. Mittelfußknochen. Massieren Sie mit sanftem Druck den Fußrücken abwärts zwischen den Knochen bis zu den »Schwimmhäuten«. Wenn eine Stelle schmerzhaft ist, können Sie dort mit kreisendem Druck ein wenig verweilen.

Spüren Sie in Ihren Kopf. Fühlt er sich klarer oder freier an?

Tasten Sie sich wie vorher weiter nach außen durch die nächsten drei »Rinnen« auf Ihrem Fußrücken und erkunden Sie auf diese Weise alle »Fernpunkte« der Füße für Ihre Sinne. »Behandeln« Sie auf die oben beschriebene Weise auch den anderen Fuß. ❮

Tipp für den Alltag
▸ Wenn Sie ab und zu unter Kopfschmerzen leiden, dann können die »Fernpunkte« an den Füßen helfen, die Sinne wieder zu »klären«. Wenn es Ihnen schwerfällt, die Füße in die Hände zu nehmen, dann können Sie auch mit einem Fuß den anderen massieren – das bietet sich z. B. auch im Büro unter dem Schreibtisch an.

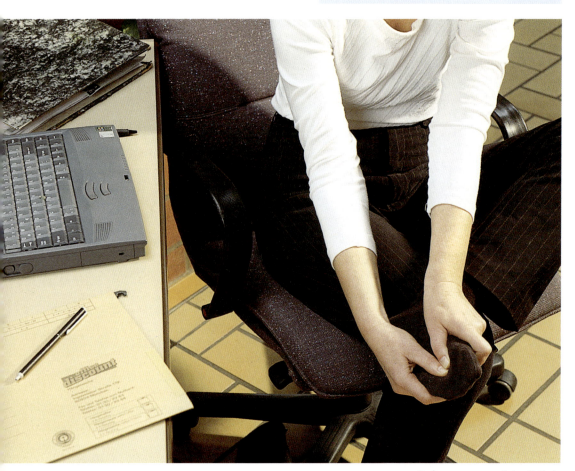

Fußmassage am Schreibtisch

Yin und Yang und die »Fünf Elemente«

Der folgende Text ist über 2000 Jahre alt und stammt aus einem der wichtigsten Medizinklassiker, dem Buch vom legendären Gelben Kaiser:

»So hat der Himmel die reine Energie, die Erde hat die Form. Der Himmel hat seine acht Perioden (Jahreszeiten), die Erde ihre fünf (Klima-) Regionen. Daher sind Himmel und Erde Vater und Mutter aller Lebewesen.

Das reine Yang (das Klare, die Energie) steigt zum Himmel empor, das unreine Yin (das Trübe, die Materie) sinkt zur Erde hinab. Daher sind Bewegung und Ruhe die Regeln der wunderbaren Wandlung, die stetig Geburt, Wachstum, Sammlung und Bewahrung erzeugen.«

Hoang Ti, Nei King, So Ouenn
II. Buch, 5. Kapitel, Paragraph 18

Yin und Yang: Nichts ist beständiger als der Wandel

Das Modell von Yin und Yang

Die Monade, das Yin-Yang Zeichen, ist ein Symbol für die Polaritäten in der Welt, für ständige Durchdringung, Ausgleich und Wandel im Leben. Der helle Teil symbolisiert Yang und der dunkle Yin. In jedem ist aber der andere – durch den Punkt – bereits wieder enthalten und so der Wandel angedeutet.
Nach einer alten Vorstellung der daoistischen Philosophie hat das untrennbare Dao sich selbst noch einmal »geboren«, mit der Fähigkeit zur Teilung in die zwei Grundkräfte Yin und Yang. Das Klare stieg auf und wurde zum Himmel und das Trübe sank ab und wurde zur Erde. Die Energie (der Sonne) wärmt und befruchtet die Erde, so dass die Materie hier verändert und geformt wird und wieder nach oben strebt.

> Das Yin bringt das Yang hervor und das Yang bewegt das Yin.

Viele Begriffe der menschlichen Sprache beruhen auf diesem System der Einheit der Gegensätze (dem Polaritätsprinzip). Wenn wir z. B. nicht wüssten, was »heiß« (Yang) bedeutet, wäre der Begriff »kalt« (Yin) sinnlos und leer. Aber nichts ist eindeutig Yang oder Yin. In der Traditionellen Chinesischen Medizin wird nicht absolut, sondern immer in Beziehungen gedacht. Ein frisch aufgebrühter Tee ist im Vergleich zu eisgekühltem Wasser Yang, im Vergleich zu einer glühenden Herdplatte aber eher Yin.

> Yin und Yang ergänzen und durchdringen einander, schaffen dadurch die Vielfalt der Erscheinungen und halten so ein fließendes Gleichgewicht.

Dieser Prozess der ständigen Erzeugung, Hervorbringung, Veränderung und Auflösung in sein Gegenteil führte nach daoistischen Vorstellungen zur Entstehung der »fünf« Grundelemente in der Natur.

Mit diesen beiden einfachen Modellen war fast alles in der Welt erklärbar und die Menschen konnten ihre Beobachtungen in ein System einordnen, in dem auch Heilung durch Ausgleich möglich wurde.

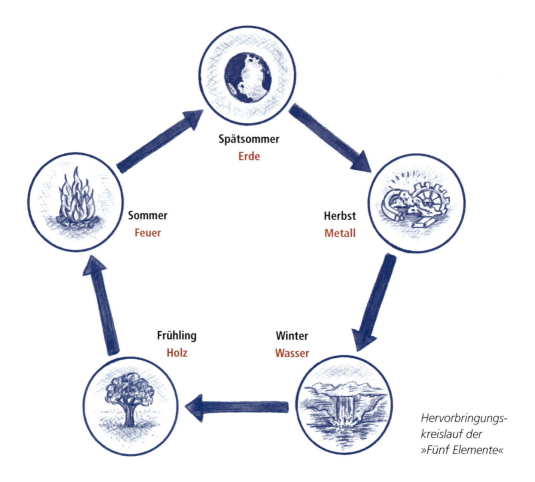

Hervorbringungs-kreislauf der »Fünf Elemente«

Das Modell der »Fünf Elemente«

Das chinesische Schriftzeichen für Wu Xing heißt wörtlich übersetzt »Fünf Wandlungen«. Die Idee des stetigen Wandels aller Dinge in der Welt ist eine der Grundaussagen in der gesamten chinesischen Kultur. Weil sich nach alten Vorstellungen Himmel und Erde (Yang und Yin) in stetem Wandel befinden *(siehe Kapitel »Sich austauschen« auf Seite 31ff.),* haben sie die »Fünf Elemente« hervorgebracht, die sich nun ihrerseits in Kreisläufen gegenseitig ernähren, kontrollieren und auch wieder zerstören, so dass auch sie sich in ständigem Wandel befinden und die Vielfalt des Lebens auf der Erde (»die 10.000 Dinge«) hervorbringen.

Das »Reich der Mitte« war von jeher sehr groß. Es reichte vom kalten Norden bis in den tropischen Süden, von der Wüste im Westen bis zum Meer im Osten. Zentralchina um den Gelben Fluß verstand sich schon immer als »Mitte«. Zusammen bilden Sie die fünf Klima-Regionen.

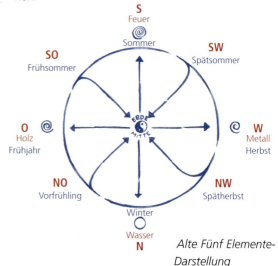

Alte Fünf Elemente-Darstellung

Sich besinnen

Lebenszyklus: Alter
negative innere Einflüsse: Traurigkeit
positive innere Einflüsse: Lebensmut
Gewebe: Haut
Organe: Lunge/Dickdarm
Öffner: Nase
Farbe: weiß
Geschmack: scharf

Element: Metall
Jahreszeit: Herbst
Hauptfunktionszeit:
Lunge 3–5 h
Dickdarm 5–7 h

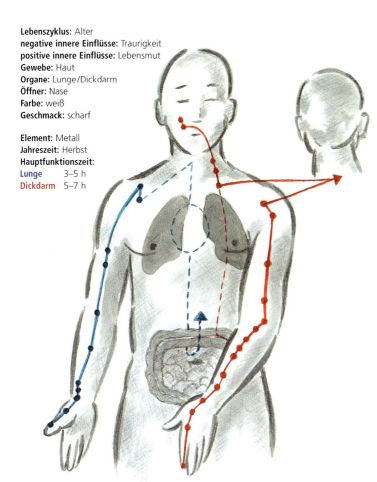

Der Organfunktionskreis »Lunge« und »Dickdarm«

Die »Fünf Elemente« – Theorie ist wie jede Theorie nur ein Modell der Wirklichkeit und damit ein Bild, um diese besser in ihrem Wandel begreifen zu können.

Organe als »Funktionskreise«

In China kannte man schon früh die einzelnen Organe im Körper. Weil aber das Sezieren (wie im Mittelalter auch bei uns) verboten war, wurde die Beobachtung der Funktionen besonders wichtig. Alle Lebensäußerungen, einschließlich der Stimmungen und Gefühle, die durch veränderte Organfunktionen ausgelöst werden, konnten dank der Theorien genau eingeordnet werden. So entstand das System der Organfunktionskreise, bei denen immer jeweils ein Yin-Organ (Speicher) und ein Yang-Organ (Arbeit) energetisch und funktionell zusammenarbeiten. Jeder Funktionskreis hat durch ein Meridianpaar Verbindung zur Peripherie und durch ein Sinnesorgan Verbindung zur Außenwelt.

Ausblick

Die Theorien von Yin und Yang und den »Fünf Elementen« werden Ihnen auch in den folgenden Kapiteln immer wieder begegnen. Auf die folgende Tabelle und die Darstellungen der »Fünf Elemente« können Sie immer wieder zurückgreifen – besonders im nächsten Kapitel, in dem es um »Austausch« geht: die Atmung und die Grundlagen der Ernährung nach den »Fünf Elementen«.

Die Zuordnungen zu den »Fünf Elementen«

Das Beziehungsdenken und die Vorstellung von immer wiederkehrenden Zyklen zeigt sich in der Theorie der »Fünf Elemente« *(siehe Tabelle auf Seite 30)*.
Am Anfang stehen die »natürlichen« Zuordnungen zu den Elementen, dem Wandel der Lebens-, Jahres- und Tageszeiten. Es folgen die äußeren Einflüsse, die Klimafaktoren, welche die Harmonie des menschlichen Organismus stören können, sowie die positiven und negativen inneren Einflüsse, die auf den Menschen wirken *(siehe Kapitel »Sich wehren« auf Seite 102)*.
Danach sind die »Organfunktionskreise« und deren Zuordnungen dargestellt.

Sich besinnen 29

Die Zuordnungen der »Fünf Elemente« im Menschen, in der Natur und in der Nahrung

Element	Holz	Feuer	Erde	Metall	Wasser
Lebenszyklus	Geburt, Wachstum	Jugend	Reife	Alter	Tod, Verfall
Jahreszeit	Frühling	Sommer	Übergangszeit	Herbst	Winter
Tageszeit	Morgen	Mittag	Nachmittag	Abend	Nacht
Klimafaktoren	Wind	Gluthitze	Feuchtigkeit	Trockenheit	Kälte
positive innere Einflüsse	Phantasie, Tatkraft	Freude, Glück, Liebe	Offenheit, Ausgeglichenheit	Mut, Lebensmut	Sanftheit, Gelassenheit
negative innere Einflüsse	Ärger, Wut, Zorn	Hektik, Ungeduld, Arroganz	Grübeln, Sorgen	Trauer, Kummer, Depressionen	Angst, Furcht
Organfunktionspaar Yin/Yang	Leber/Gallenblase	Herz/Dünndarm	Milz/Magen	Lunge/Dickdarm	Niere/Blase
Gewebe	Sehnen	Gefäße	Muskeln	Haut	Knochen
Sinnesorgan	Augen	Zunge	Mund, Haut	Nase	Ohren
Farbe	grün	rot	gelb	weiß	blauschwarz
Geschmack	sauer	bitter	süß	scharf	salzig
Energierichtung	schwebend	fallend	schwebend	steigend	sinkend
Grundwirkung der Lebensmittel	zieht zusammen, dichtet ab	trocknend, abführend, harntreibend, reinigend, kühlend	stärkend, harmonisierend, entspannend, verteilend	anhebend, Wind vertreibend, Kälte zerstreuend	aufweichend, absenkend, Hitze beseitigend
Fleisch	Huhn (warm) Ente (erfrisch.)	Ziege, Lamm (heiß)	Rind (neutral)	Hase, Truthahn (erfrischend) Wild (warm)	Fisch (meist warm)
Getreide	Hafer (warm), Weizen (erfrischend)	Roggen (erfrischend), Buchweizen (warm)	Hirse, Mais (neutral), Gerste (warm)	Reis (erfrischend)	Bohnensamen (neutral)
Gemüse	Getreidesprossen (erfrischend)	Artischocke (neutral), Fenchel (warm)	Zucchini, Blumenkohl, Kartoffel (neutral)	Rettich, Kohlrabi, Zwiebel (erfrischend)	Erbsen, Linsen (neutral)
Obst	Rhabarber (kalt)	Aprikose (neutral)	Birne (neutral)	Apfel (erfrischend)	Esskastanie (neutral)
Kräuter	Petersilie (warm)	Beifuß, Thymian, Rosmarin (warm)	Safran (neutral)	Basilikum, Schnittlauch (warm)	Algen (kalt)
Gewürze	Essig (warm)	Paprika (warm)	Zimt (heiß)	Pfeffer, Chili, Nelken (heiß), Ingwer (warm, absenkend)	Salz, Sojasauce (kalt)

Sich austauschen

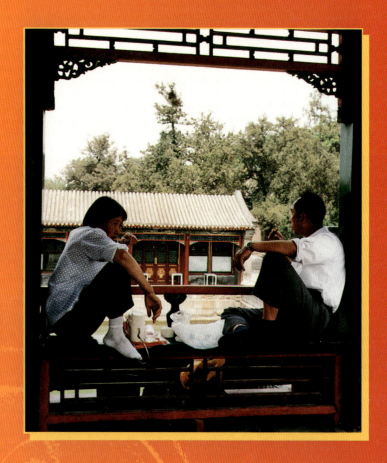

*Austausch mit der Welt
ist ein Geben und Nehmen
voller Achtsamkeit.*

Tauschgeschäfte

In einer chinesischen Großstadt beginnt das große Tauschgeschäft des Tages – wie auch bei uns – sehr früh am Morgen.

In Beijing bietet sich schon morgens um vier Uhr auf den zum Teil sechsspurigen Einfallsstraßen ein erstaunliches Bild: Riesige Kolonnen von Fahrradfahrern strömen vom Land in die Stadt auf die vielen Straßenmärkte. Die Anhänger sind bedrohlich hoch beladen mit den unterschiedlichsten landwirtschaftlichen Produkten: Obst, Gemüse und Gewürze, Käfige mit Hühnern und Enten und sogar Plastikkästen mit Muscheln und Krebsen. Alles wird auf dem Fahrrad transportiert und dann auf schnell aufgebauten Ständen oder direkt in den Körben und auf den Anhängern appetitlich ausgestellt. Die Produkte der Erde werden zum »Tausch« angeboten.

Während der Strom der Radfahrer sich in die Stadt bewegt, findet auf den Grünstreifen seitlich der Straßen und sogar auf den Gehsteigen und unter Brücken ein anderer Austausch statt: Die Stadtbewohner nutzen das unverbrauchte Qi des Morgens für ihre Atem- und Bewegungsübungen. Hier findet der »Austausch« mit dem Qi des Himmels statt.

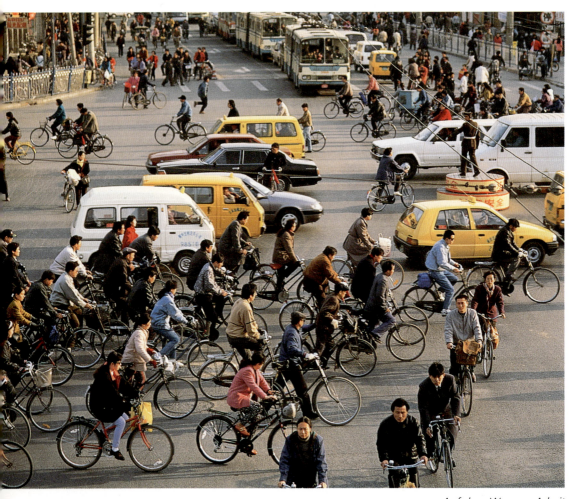

Auf dem Weg zur Arbeit

Der Austausch beginnt

Wenn ein Kind nach der Geburt durch die Trennung der Nabelschnur von der Mutter entbunden ist, wird durch CO_2-Erhöhung und Sauerstoffmangel die Atmung ausgelöst – der erste Austausch mit der Umwelt beginnt. Von nun an passt sich der Atem reflektorisch den unterschiedlichen inneren und äußeren Bewegungen des Menschen an.

Auch die Nahrungsaufnahme erfolgt zunächst reflektorisch. Das Neugeborene hat einen starken Saugreflex, der durch Berührung der Lippen ausgelöst wird. Dieser Reflex geht allerdings im Gegensatz zum Atemreflex bald verloren. Die Nahrungsaufnahme entwickelt sich durch Erfahrung und Gewöhnung zu einer »Überlebens-Kunst«.

Der ständige Austausch von Himmel und Erde über Nahrung und Atemluft und das damit verbundene zyklische Geschehen spiegelt sich in vielen Qigong-Übungen wider. *Eine einfache und in ihrer Wirkung doch sehr komplexe Übung ist »Die Atemblume« auf Seite 34.* Lassen Sie sich beim Üben ganz auf die Vorstellung ein, das Werden und Vergehen einer Blume sozusagen im »Zeitraffer« darzustellen und zu erleben. Wenn Sie die Augen dabei schließen möchten und sich Ihre Lieblingsblume vorstellen, können Sie die ausgleichende Wirkung noch vertiefen.
Durch die unterschiedlichen Bewegungen werden die verschiedenen Atemräume aktiviert. Wenn Sie den Übungsablauf schon beherrschen, dann können Sie Ihre Aufmerksamkeit bei der Übung auf die Atmung richten. Achten Sie darauf, wie der Atem bei den unterschiedlichen Bewegungen auch verschiedene Körperbereiche vermehrt bewegt und durchflutet.

Die Atmung vertieft und beruhigt sich und das Herz kann zur Ruhe finden. Die Bewegungen der Arme und das Abstreifen der Beine aktivieren den Qi-Fluss im großen Meridiankreislauf. Beim »Zu-den-Wurzeln-Sinken« werden vor allem die Muskeln auf der Rückseite des Körpers sanft gedehnt und der Rücken geweitet.

Richtig atmen – oder wie?

Wie Sie bei der Übung »Atemblume« erleben können, passt sich der Atem ohne Ihr Zutun den ruhigen und bewussten Bewegungen an. Unterschiedliche Atemräume werden erschlossen. Es ist deshalb unsinnig, von richtiger und falscher Atmung zu sprechen. Wenn Sie arbeiten, z. B. etwas Schweres heben, schieben oder ziehen, dann schützen Sie Ihre Bauchorgane automatisch durch Anspannung der Bauchdecke. Die Atmung wird eher im Brustraum spürbar. Im Qigong wird das auch Qi-Atmung genannt. Wenn Sie seelisch, geistig und körperlich ruhig sind, kann von allein eine tiefe Bauchatmung einsetzen, wie z. B. im ruhigen Tiefschlaf. Aber sogar Ihre Träume beeinflussen die Atmung. Mit dem Trauminhalt und den dazugehörenden Bildern und Emotionen wird sich die Atmung verändern.
Der Schlüssel zum »richtigen« Atem liegt also in der bewussten inneren und äußeren Bewegung, die Sie durch Qigong »schulen« können. Es gibt Übungen, bei denen das Ein- oder Aus-

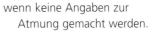
Der Atem darf nie gezwungen werden.

atmen vorgegeben ist. Aber auch hier kann das immer nur eine tendenzielle Angabe sein. Grundsätzlich gilt:
»Vergessen« Sie die »richtige« Atmung bei den Übungen. Vertrauen Sie auf die natürliche Folge von Bewegung und Atem, besonders dann, wenn keine Angaben zur Atmung gemacht werden.

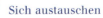

Ü »Die Atemblume«

1 »Der Keim«

› Stellen Sie sich in die Grundhaltung, die Hände auf dem Bauch. Hier ist der Keim Ihrer Blume.

Ziehen Sie die Ellbogen langsam nach vorne, bis die Handrücken sich vor Dantian berühren, die Fingerspitzen zeigen nach unten.

Zuerst wächst eine Wurzel nach unten in die Erde, um dem neuen Spross Halt zu geben.

Lassen Sie sich ein klein wenig zur Erde »sinken«, indem Sie in allen Gelenken etwas nachgeben. Auch die Fingerspitzen sinken etwas nach unten.

2 »Die Knospe«

Stellen Sie sich jetzt vor, dass ein Spross nach oben aus dem Keim wächst und eine Knospe bildet.

Ziehen Sie die Arme von den Ellbogen her nach oben. Die Handrücken bleiben zuerst noch zusammen und lösen sich gleichmäßig erst, wenn die Hände etwa vor dem Hals angekommen sind, ohne jedoch den Kontakt zueinander ganz zu verlieren. Die Arme steigen weiter nach oben, bis sie über dem Kopf angekommen sind. Die Handflächen »schauen« sich jetzt an, die Fingerspitzen berühren sich, die Schultern werden nicht mit hoch gezogen.

3 »Die Blüte öffnet sich«

Die Blume steht in der Sonne und die Knospe entfaltet sich zur Blüte.

Lösen Sie nun die Finger voneinander und lassen Sie die Arme »sanft wie Blütenblätter« in einem weiten Bogen nach unten sinken, bis sie vor Dantian wieder zusammenkommen. Die Fingerspitzen können sich leicht berühren.

4 »In der Blüte nach oben«

Stellen Sie sich vor, wie die Staubgefäße in der Blüte nach oben wachsen.

Heben Sie die Hände nach oben bis höchstens zur Brustbeinmitte (Xinwo: Herznest), ohne die Schultern mit anzuheben.

5 »In der Blüte nach unten«

Drehen Sie die Handflächen ohne den Kontakt zu verlieren nach unten und lassen Sie sie bis vor Dantian sinken.

Jetzt reifen im Fruchtknoten auf dem Blütengrund die Samen heran.

6 »Den Samen aussäen«

Stellen Sie sich vor, wie die Samen sich lösen und rund um die Blume zur Erde sinken, oder mit dem Wind in alle Richtungen geblasen werden.

Wenden Sie die Handflächen zu Dantian und streifen Sie mit beiden Händen nach hinten, bis die Hände auf dem Rücken ruhen.

7 »Zu den Wurzeln sinken«

Im Spätherbst verwelkt die Blume und die Säfte ziehen sich in die Wurzeln zurück.

Lösen Sie die Hände vom Rücken und gleiten Sie an den Außen- und Rückseiten der Beine so weit nach unten, wie es bei gestreckten Beinen möglich ist, im günstigsten Fall bis zu den Außenkanten der Füße. Der Rücken wird dabei sanft abgerollt, bis der Kopf nach unten hängen kann.

8 »Zurück zum neuen Keim«

Bereits im Winter beginnt die Vorbereitung für ein neues »Blumenleben«. Nach der Wintersonnenwende beginnen die Säfte mit dem Qi der Erde wieder zu steigen.

Beugen Sie nun deutlich die Knie. Die Hände wechseln an die Innenseiten der Beine, der Körper richtet sich Wirbel für Wirbel auf. Dabei streichen die Handflächen an den Innenseiten nach oben, bis sich vor Dantian die Handrücken wieder treffen: Sie sind wieder in der Ausgangsstellung und können die Übung von neuem beginnen. ◄

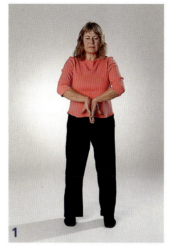

1

»Der Keim«

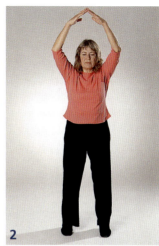

2

»Die Knospe«

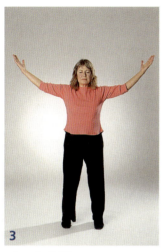

3

»Das Aufblühen«

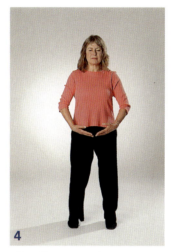

4

»Der Blütengrund«

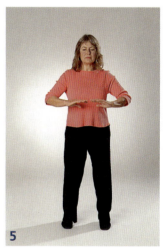

5

»Die Reifung«

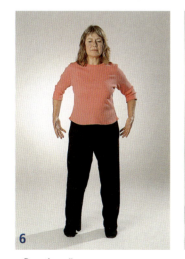

6

»Das Aussäen«

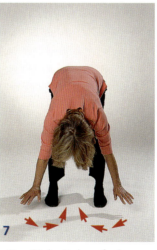

7

»Das Qi der Erde aufnehmen«

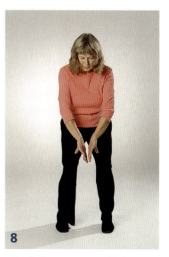

8

»Zurück zum neuen Keim«

Sich austauschen

Dehnungsübung für Lungen- und Dickdarmmeridian

Dehnungsübungen (»Stretching«) werden in China seit jeher als Daoyin-Qigong (Übungen zum Strecken und Dehnen) zur Aktivierung des Qi-Flusses in den Meridianen und zur Lösung von Blockaden geübt. Die ältesten Darstellungen auch heute noch bekannter Übungen finden sich auf den Seidentüchern von Mawangdui *(siehe Abb. auf Seite 66).*

So finden Sie die Dehnungsübungen!

Mit der folgenden Übung dehnen Sie die Körperbereiche von Lungen- und Dickdarmmeridian und helfen so der Harmonisierung von Atem- und Nahrungsaustausch.

❯ Begeben Sie sich in eine schulterbreite Grundhaltung.

Bringen Sie die Arme hinter den Körper und haken Sie die Daumen ineinander.

Atmen Sie tief ein, beim Ausatmen neigen Sie den Oberkörper nach vorn und dehnen die Arme gerade hinten nach oben.

Verweilen Sie in dieser Neigung für einige Atemzüge. (Achtung: bei Bluthochdruck nicht zu tief und nicht zu lang!)

Beugen Sie dann etwas die Knie und richten Sie sich Wirbel für Wirbel wieder auf.

Lösen Sie beim Aufrichten die Hände voneinander und lassen Sie die Arme sinken. Durch die Vorspannung kann es sein, dass die Arme sich von allein noch ein Stück nach vorne heben und erst dann entspannt zur Seite absinken. ❮

Tipp für den Alltag
▸ Diese Übung wirkt besonders am Morgen, gleich nach dem Aufstehen. Sie hilft der morgendlichen Darmentleerung, erfrischt und vertieft die Atmung.

Funktionskreis Lunge (Yin) und Dickdarm (Yang)

Lunge und Dickdarm bilden nach chinesischer Vorstellung im Gesamtorganismus ein Funktionspaar. Beide Organe haben Öffnungen nach außen und sind mit Schleimhäuten ausgekleidet. Sie dienen der Entgiftung. Beide sind auch Vermittler zwischen Mensch und Umwelt. Zum einen stärkt das Lungen-Qi die Bauenergie des Menschen, zum anderen entsteht daraus das Wei-Qi, das die Oberfläche des Menschen schützt und auch einen Qi-Mantel um jeden Menschen bildet. Zu schwaches Qi in den beiden Meridianen führt zu depressiven Verstimmungen. Um das Lungen-Qi zu stärken, sind bewegte Qigong-Übungen besonders wichtig.

Ü Selbstmassage für den Bauch

Wenn Sie nach dem Aufwachen gerne noch ein wenig liegen bleiben und trotzdem etwas für Ihre Verdauung tun wollen: Versuchen Sie es doch einmal mit einer Bauchmassage:

❯ Sie liegen entspannt auf dem Rücken. Die Beine können Sie leicht anziehen und die Füße aufstellen. Schieben Sie sich ein bequemes Polster unter den Kopf.

Legen Sie jetzt die Fingerkuppen jeder Hand aneinander und führen Sie sie zum rechten Unterbauch. Hier ist der Übergang vom Dünndarm in den Dickdarm.

Massieren Sie jetzt sanft mit allen zehn Fingerkuppen Ihren Bauch. Sie können dabei ausatmen.

Während des Einatmens lösen Sie den Druck und rutschen ein paar Zentimeter weiter nach oben.

Jetzt massieren Sie wieder während der Ausatmung die neue Stelle.

Massieren Sie so Ihren ganzen Bauch in Richtung des Dickdarm-Verlaufes *(siehe Abb.)*.

Zum Schluss liegen die Hände übereinander auf dem Unterbauch. Sie massieren Dantian mit leichten Vibrationen und damit auch das ganze »Dünndarmpaket«.

Lassen Sie die Vibrationen immer kleiner werden und bleiben Sie für einige Atemzüge ganz in Ihrer Mitte.

Wenn bei der »Dickdarmmassage« eine Stelle schmerzhaft sein sollte, dann verringern Sie den Druck und massieren dieselbe Stelle für einige Atemzüge. Meist löst sich dann der Schmerz. ❮

Dehnen für Lunge und Dickdarm

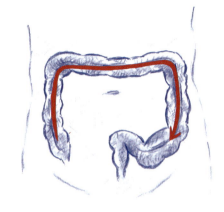

Dickdarmverlauf

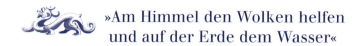
»Am Himmel den Wolken helfen und auf der Erde dem Wasser«

Unsere Nahrung, egal ob pflanzlicher oder tierischer Herkunft, entsteht durch das Zusammenspiel von Himmel und Erde. Die Erde mit ihren Mineralien und Spurenelementen ist als materielle Basis auf die Energie des Himmels angewiesen. Der Austausch zwischen Yin (Materie) und Yang (Energie) ist die Voraussetzung für alles Leben auf der Welt. Die Sonne sorgt für das Verdampfen von Wasser und die Bildung von Regenwolken. Der Wind bläst die Wolken über die Erde, sorgt so für Feuchtigkeit und hilft bei der Befruchtung und Verstreuung der Samen. Je nach Klimaregion und Jahreszeit wachsen andere Pflanzen und Tiere heran, die in optimaler Beziehung zu ihrer Umwelt stehen.

Haben Sie Lust, in einer Übung diese »Philosophie« des großen Qi-Austausches auf der Erde zu erleben?

Das können Sie in der folgenden **2. Brokatübung.** Sie findet sich in vielen verschiedenen Übungsreihen von Qigong und Taijiquan. Sie kann im Sitzen, im Stehen und sogar in Fortbewegung ausgeführt werden. In China können Sie sogar Fahrradfahrer erleben, die die »Wolkenhände« üben!

In dieser Übung können Sie besonders gut **Ruhe in der Bewegung** erfahren. Richten Sie Ihre Aufmerksamkeit auf das Dantian und lassen Sie Ihre Bewegungen um die Mittelachse rotieren. Achten Sie auf die Harmonie zwischen Exaktheit und Leichtigkeit der Bewegung und lassen Sie Ihre Gedanken ziehen wie Wolken, ohne ihnen nachzugehen.

Tipp für den Alltag
▶ Diese Übung ist besonders empfehlenswert, wenn es Ihnen nicht gelingt, abzuschalten. Sie gleicht oben (Yang) und unten (Yin) im ständigen Wechsel der Bewegungen besonders gut aus. Sie befreit den Kopf von »Gedankenstürmen« und führt zu innerer Ruhe.

❯ Nehmen Sie eine für Sie angenehme Grundhaltung im Sitzen ein *(siehe Kapitel »Die Mitte finden«, Seite 15)*. Stellen Sie sich den großen Energieaustausch zwischen Himmel und Erde vor: Die Sonne scheint und von einem langsam fließenden Fluss steigen Nebel auf. Am Himmel ziehen Wolken auf und verdichten sich. In der Ferne ist vor den Strahlen der Sonne der fallende Regen sichtbar.

Während Sie sich aus der Taille heraus etwas nach rechts drehen, schwingt die linke Hand mit der Handfläche nach oben neben die rechte Hüfte (sie bildet die Erde), die rechte Hand mit der Handfläche nach unten in Höhe der rechten Schulter (sie bildet den Himmel).

Die Handflächen sind nun zueinander gewendet vor der rechten Körperhälfte, so als würde man einen Ball (oder Himmel und Erde) halten.

Die rechte Hand sinkt langsam bis zur Hüfte (der Regen fällt), die linke Hand steigt gleichzeitig bis etwa vor das Gesicht (der Nebel wird zu Wolken), beide Handflächen weisen jetzt zum Körper.

Drehen Sie sich langsam zurück zur Mitte, die Arme folgen der Drehung, wobei die linke Hand etwa in Augenhöhe entlangzieht (die ziehenden Wolken), die rechte darunter, etwa in Höhe von Dantian (das fließende Wasser).

Während Sie sich weiter nach links drehen, wenden die Handflächen sich wieder zueinander, so dass Sie nun vor der linken Körperseite einen Ball halten (linke Hand oben, rechte Hand unten).

Nun beginnt die Wiederholung der Bewegung von links nach rechts. ❮

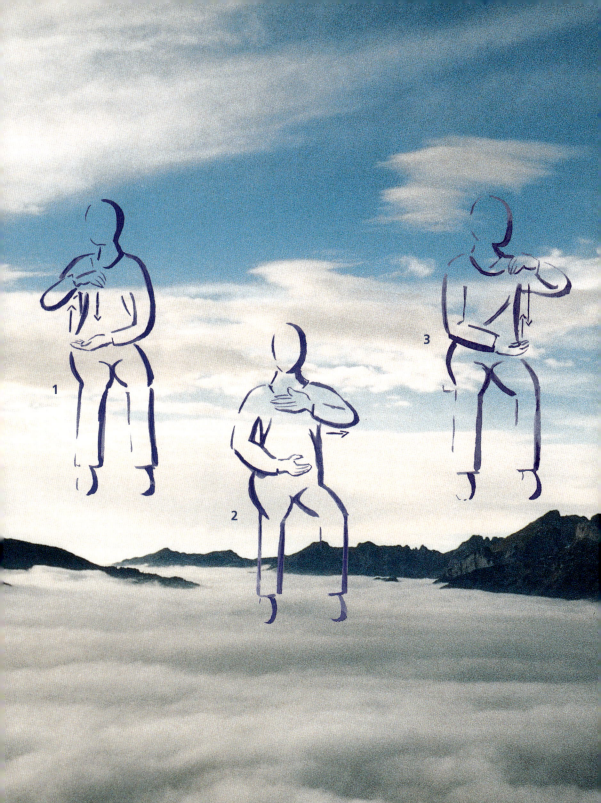

Sich austauschen

Yin und Yang in der Ernährung

Aus der Beobachtung der Natur entwickelten die Chinesen schon sehr früh eine gut durchdachte Ernährungslehre nach den Prinzipien von Yin und Yang und den »Fünf Elementen«. In erster Linie bedeutet das eine Ernährung des Ausgleichs, die sich nach den Jahreszeiten richtet und bei einem gesunden Menschen in ihrer Zusammenstellung möglichst ausgeglichen und abwechslungsreich sein sollte. Wer zu viel Yang-Energie besitzt, braucht in ihrer energetischen Wirkung eher erfrischende oder kühlende Nahrungsmittel, die absenkend und aufweichend wirken. Bei wem aber im Moment die Yin-Energie überwiegt, der benötigt eher Yang-Nahrung, also in ihrer energetischen Wirkung wärmende Nahrung, die das Qi anhebt, die Kälte zerstreut und trocknet. Nahrungsmittel, die die Mitte stärken, die verteilen, entspannen, stärken und harmonisieren, sind in jedem Fall richtig und gut.

Außerdem sollte die Ernährung typbedingt sein. Jedem leuchtet sofort ein, dass ein kräftiger, körperlich schwer arbeitender Mensch (eher ein Yang-Typ) andere Nahrung braucht als ein Mensch (eher ein Yin-Typ), der überwiegend geistig arbeitet.
Aber auch ein geistig arbeitender Mensch, der heftig reagiert und zu Zornesausbrüchen neigt (eher ein Yang-Typ), benötigt eine andere Ernährung als ein überwiegend geistig arbeitender Mensch, der zu Niedergeschlagenheit neigt und unter seiner Arbeit eher stöhnt (eher ein Yin-Typ).

Es gibt weitere, sehr unterschiedliche Differenzierungen von Yin- oder Yang-Typen. Noch komplizierter wird es bei der Einteilung der Menschen nach den »Fünf Elementen«.
Alle Typisierungen bleiben letztlich Klischees. Nur ein erfahrener Arzt für Traditionelle Chinesische Medizin oder ein Ernährungsberater kann ganz persönliche Ernährungspläne für einen anderen Menschen erarbeiten.
Wie also können Sie für sich zu einer guten Ernährung nach den »Fünf Elementen« finden?

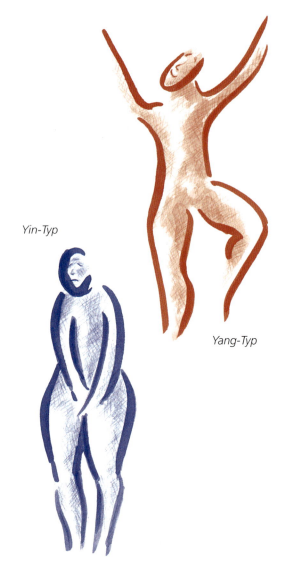

Yin-Typ

Yang-Typ

Energie aus der Nahrung

Das gesamte Konzept der Traditionellen Chinesischen Medizin beruht auf den funktionellen energetischen Kreisläufen zwischen Mensch und Natur.

Die Energie, die ein Nahrungsmittel uns liefert, können Sie selbst am allerbesten spüren. Wenn Sie sich nach einer Mahlzeit ausgeglichen, erfrischt und gestärkt fühlen, dann haben Sie das Richtige gegessen.

Fühlen Sie sich dagegen nach dem Essen müde, schwer, erhitzt oder gar kalt, dann haben Sie die falschen Nahrungsmittel (oder die falsche Zubereitungsart) gewählt. Spüren Sie also nach jeder Mahlzeit nach, wie sich Ihre energetische Lage verändert hat. Das ist am Anfang ungewohnt und vielleicht auch nicht immer gleich ganz klar, aber Sie können sehr schnell Reaktionen Ihres Körper wahrnehmen, die Ihnen vielleicht bisher gar nicht aufgefallen sind oder die Sie nicht zuordnen konnten.

Manchmal ist es auch nur ein Teil einer Mahlzeit, ein bestimmtes Nahrungsmittel, ein Gewürz oder ein Getränk, das die gesamte energetische Wirkung aus dem Gleichgewicht bringt. Am Anfang einer solchen »Nahrungsforschung« empfiehlt es sich deshalb, möglichst wenig zu mischen, um die Einzelwirkungen klar zu erfahren. Die folgenden Informationen sind grundsätzliche Anhaltspunkte, mit denen Sie möglichst einfach »üben« können.

Regionale Ernährung

Fisch schmeckt und bekommt am besten frisch aus dem See oder dem Meer. Wer einmal Austern am Atlantik und ein anderes Mal z. B. in München gegessen hat, kann das sicher bestätigen. Im Zeitalter der Tiefkühlkost und der Flugananas erscheint die Empfehlung der regionalen Ernährung überholt und sie ist, zumindest in der Stadt, meist auch sehr schwierig. Es lohnt sich aber immer, möglichst Nahrungsmittel aus der Gegend zu verzehren, mit deren klimatischen Bedingungen sich auch der Mensch auseinandersetzen muss. So wirkt eine Pflanze, die in feuchter Erde oder gar im Wasser wächst – wie Reis – auch im Menschen eher trocknend. Eine Pflanze, die auf trockenem Boden wächst, muss stark sein, z. B. der Kaktus. Seine Früchte helfen, das Wasser zu halten, sie haben kühlende Wirkung.

Sie haben selbst vielleicht schon einmal erlebt, dass der Wein aus dem Urlaubsort zu Hause nicht mehr geschmeckt oder die Äpfel aus dem eigenen Garten oder vom Nachbarn ein ganz besonderes Aroma haben.

Jede Region hat ein unterschiedliches Klima und löst andere Stimmungen und energetische Bedürfnisse in den Menschen aus.

Wenn Sie also Nahrungsmittel aus der Gegend essen, in der Sie auch selbst leben, dann bekommen Sie über Ihre Ernährung auch die Energien, die Sie für das Klima Ihrer Umgebung brauchen.

Vielleicht fangen Sie einmal mit dem Gemüse oder den Eiern von einem Biohof der Umgebung an. Wenn Sie das tun, sind Sie auch schon den nächsten Schritt gegangen, denn dort erhalten Sie nur Gemüse, das zur jeweiligen Jahreszeit wächst.

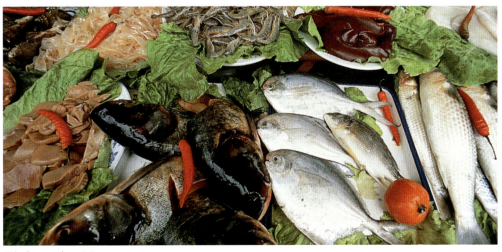

Frisch aus dem Meer

Jahreszeitliche Ernährung

Wenn Sie zur »Nachkriegsgeneration« gehören, können Sie sich sicher erinnern, wie wunderbar der erste Salat aus dem Frühbeet oder wie köstlich die ersten frischen Erdbeeren im Frühsommer geschmeckt haben. Was für eine Kostbarkeit waren die ersten Frühkartoffeln im Herbst! Im Winter konnte man sich darauf freuen, dass der Sauerkrauttopf geöffnet oder die Weihnachtsgans gebraten wurde – zu jeder Jahreszeit gab es eine ganz besondere Leckerei. Heute ist in den Supermärkten fast alles das ganze Jahr über zu haben und es wird nicht mehr auf die vielfältige Energie und individuelle Wirkung eines Nahrungsmittels, sondern nur noch auf Kalorien und Kohlenhydrate geachtet. Das fördert manchen leidvollen Diätversuch unserer Zeit. Auch die sich immer weiter verbreitenden Lebensmittelallergien haben hier eine Ursache. Der Körper kann sich von den einzelnen Nahrungsmitteln nicht mehr »erholen«, er reagiert überschießend.

Eine Ernährung, die vor allem das beinhaltet, was in der entsprechenden Jahreszeit wächst, entspricht energetisch dem, was der Mensch zu dieser Jahreszeit auch braucht. Im Frühling z. B. benötigen wir dringend Vitamine und wir werden mit den ersten frischen Kräutern reichlich damit versorgt. Im Winter brauchen wir die Kraft und Wärme, die die gespeicherten Nahrungsmittel uns auch spenden.

Die »Fünf Elemente-Ernährung« bietet mit den verschiedenen Farben und Geschmacksrichtungen sowie deren Wirkrichtungen eine neue Orientierung. Das Ausprobieren und Erspüren dieses energetischen Speiseplans dürfen Sie selbst übernehmen. *In der Tabelle auf Seite 30 finden Sie die wichtigsten Bezüge zu den Jahreszeiten und inneren Organen sowie einige typische Nahrungsmittel und deren energetische Wirkung.*

Wichtiger als jede Tabelle ist
das eigene Spüren und Erproben.

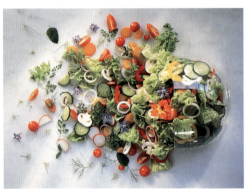
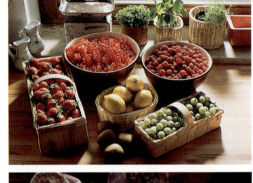
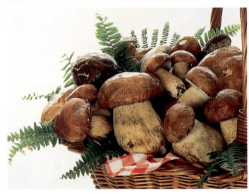
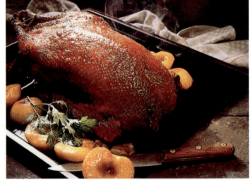

Frühling, Sommer, Herbst und Winter

Kalt oder warm?

Grundsätzlich gilt: Jede Art der Zubereitung verändert die energetische Wirkung eines Nahrungsmittels.

Oft bestimmen Gewohnheit oder Bequemlichkeit die Temperatur unserer Speisen und Getränke. Dabei sind Zubereitungsart und Temperatur der Nahrung ganz entscheidend für ihre energetische Wirkung.

Manchmal ist das einfach zu erkennen: Bei kalten Händen und Füßen wirkt eine warme Suppe oder ein heißer Tee oft besser als Handschuhe oder dicke Socken. Nach einem anstrengenden Arbeitstag kann ein kaltes Bier, aus dem Kühlschrank die Restenergie rauben, während das gleiche Bier, lauwarm getrunken, ausgleichend und stärkend wirkt. Natürlich ist immer auch die richtige Menge wichtig.

Bei Hitzezuständen ist es wichtig, dass die energetische Wirkung der Nahrungsmittel oder der Getränke kühlend ist.

Ein gutes Beispiel dafür ist der bei Wüstenvölkern heiß getrunkene Pfefferminztee, der von seiner energetischen Wirkung her eher kühlend ist. Rohkost ist in der chinesischen Küche nicht üblich. Fast alles wird gekocht, gebraten oder schonend gedünstet. Der Körper verbraucht bei warmen Speisen keine unnötige Energie und der Stoffwechsel wird angeregt. Wenn Sie dem Körper dagegen kalte Getränke oder Speisen im Übermaß zumuten, wird die gesamte Verdauung blockiert und sehr viel Energie verbraucht. Müdigkeit und Gewichtsprobleme können die Folge sein.

Gewohnheiten können oft nur durch das neugierige Ausprobieren einer anderen Möglichkeit überwunden werden.

Kräuter und Gewürze

Die Pflanzenheilkunde ist das wohl älteste und am weitesten verbreitete Wissen um Ausgleich und Heilung. Sie nimmt in der Traditionellen Chinesischen Medizin einen großen Raum ein und hat ihren Selbstheilungsanteil vor allem in der Zubereitung von Kräutertees und im Würzen der Speisen. Die Arzneimittelheilkunde in China ist sehr komplex und für einen Laien nicht durchschaubar. Ein Arzt für Traditionelle Chinesische Medizin verschreibt Teemischungen (Dekokte), in denen Teile von Pflanzen, Mineralien und sogar von Tieren gemischt werden. Oft sind es mehr als 10 verschiedene »Drogen«, die sich in ihrer Wirkung gegenseitig unterstützen.

Auch bei uns ist das alte Wissen um die Heilkraft der Kräuter gut überliefert. Sie können die »Fünf-Elemente-Ernährung« mit den uns bekannten Kräutertees und Gewürzen bereichern. Auch bei uns sind in guten Kräuterbüchern die energetischen Wirkungen beschrieben.

In Kräutern und Gewürzen sind die unterschiedlichen Energien der Jahreszeiten konzentriert, die so in frischer oder getrockneter Form das ganze Jahr über der Nahrung zugefügt werden.

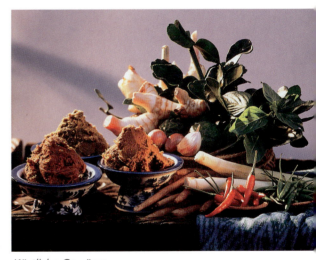

Köstliche Gewürze

Wie viel wovon und wann?

In China sind, wie auch bei uns, Getreide, Gemüse und Obst die Grundlage der Ernährung. Der »Sonntagsbraten« als Belohnung und Genuss nach der Arbeit der ganzen Woche ist eine gute Regel. Fleisch- und Milchprodukte wie Wurst und Käse sollten die besondere Ausnahme sein. In China gibt es kaum Milchprodukte. Das liegt zum Teil sicher daran, dass vielen asiatischen Menschen das Enzym zur Milchverdauung fehlt.

Aber auch unser Organismus ist nicht auf dauernden Genuss von Käse, Milch und kaltem Joghurt eingerichtet. Unser täglicher Kalziumbedarf wird durch Vollwertgetreide und Gemüse leicht gedeckt! Fleisch gilt in der chinesischen Ernährungslehre als Stärkungsmittel und auch wir verwenden den Ausdruck »Kraftbrühe«. Überprüfen Sie Ihre Gewohnheiten. Lassen Sie sich doch einmal auf eine Woche ohne Fleisch und Milchprodukte ein. Essen Sie viel gekochtes Getreide und Gemüse und würzen Sie nach Ihrem individuellen Bedarf.

Iss morgens wie ein Kaiser, mittags wie ein König und abends wie ein Bettelmann.

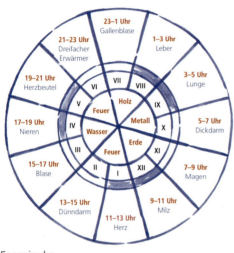

Energieuhr

Diese goldene Regel ist bei uns zwar etwas überholt, sie gilt jedoch noch in der Traditionellen Chinesischen Medizin. Allerdings wird in China vor dem Frühstück schon geübt und teilweise auch gearbeitet. Danach gibt es dann ein ausgiebiges Frühstück.

Das Mittagessen sollte der jeweiligen Leistung entsprechend zubereitet und gegessen werden. Achten Sie beim Abendessen vor allem darauf, dass Sie nicht zu spät essen und nur leicht verdauliche Kost zu sich nehmen.

In der Nacht zieht sich das Qi hauptsächlich in die Speicherorgane zurück, es hilft bei der Regeneration und wird in den Organen erneuert und vermehrt. Diese Aufgabe wird gestört, wenn der Körper auch nachts noch mit Verdauungsproblemen belastet ist. Die Hauptenergiezeit für den Magen ist z. B. morgens zwischen 9 und 11 Uhr, für den Dünndarm mittags zwischen 13 und 15 Uhr und für den Dickdarm morgens zwischen 5 und 7 Uhr. Das bedeutet, dass die entsprechenden Organe zu dieser Zeit energetisch am besten zu beeinflussen sind.

Wie Sie auf der »Energieuhr« sehen können, haben auch alle anderen Organe ihre Hauptzeiten im Tagesverlauf. Für die Selbsthilfe bedeutet das:

Alles, was für das »Organ« gut ist, ist in dieser Zeitspanne besonders gut. Alles, was schlecht ist, belastet aber auch ganz besonders. Wenn Sie z. B. spät in der Nacht Alkohol trinken, so ist das insbesonders schlecht für die Leber. Wenn Sie dagegen tief und unbelastet schlafen, kann die Leber ihren vielfältigen Aufgaben besonders gut nachkommen.

Vielleicht hat Sie dieser kurze Ausflug in die »Fünf-Elemente-Ernährung« angeregt, dem Energieaustausch in Ihrer Ernährung etwas näher zu kommen. Wenn Sie gezielt auf bestimmte Beschwerden oder Krankheiten mit Hilfe der Traditionellen Chinesischen Medizin einwirken möchten, dann sollten Sie einen erfahrenen TCM-Arzt oder eine TCM-Ernährungsberaterin aufsuchen.

Tipp für den Alltag
▶ Wenn Ihnen die Ernährung nach Tabellen und fremden Gewohnheiten nicht behagt, dann befolgen Sie doch den einfachen Tipp eines chinesischen Arztes: Essen Sie einfach bunt! Achten Sie darauf, dass möglichst immer alle Farben einmal am Tag in Ihrer Ernährung auftauchen, und dass die Farben insgesamt ausgeglichen sind.

Ausblick

Im nächsten Kapitel erfahren Sie etwas über die Verbesserung Ihrer Links-Rechts-Koordination. Fingerspiele helfen auch bei der Handhabung von Essstäbchen, falls Sie wirklich einmal einen Ausflug ins Reich der Mitte oder auch nur zum »Chinesen« um die Ecke machen wollen.

Vom Greifen und Begreifen

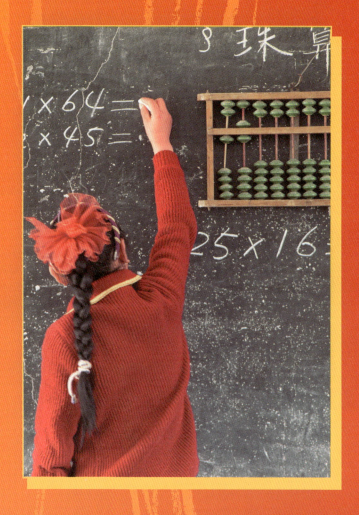

*Etwas begreifen heißt,
mit Händen und Sinnen
die Welt erfassen*

Handgreiflich

Haben Sie schon einmal mit Stäbchen gegessen? Vielleicht ist es Ihnen dann auch so ergangen wie den meisten Menschen, die das zum ersten Mal probieren: Sie hatten das Gefühl, bei dieser Art des Essens niemals satt zu werden. Erst nach einigen Besuchen in einem chinesischen Restaurant gewöhnen sich die Finger an diese neue Art des Greifens und es wird zunehmend leichter, die Stäbchen zweckmäßig zu benutzen.

Wenn Sie es schon einmal erlebt haben, waren Sie wahrscheinlich sehr erstaunt: Sie halten einem Neugeborenen einen Finger hin und die kleine Hand schließt sich sofort um Ihren Finger herum. Wenn Sie zwei Finger reichen, kann dieser Griff so fest sein, dass Sie das Baby an Ihren Fingern hängend hochziehen können.

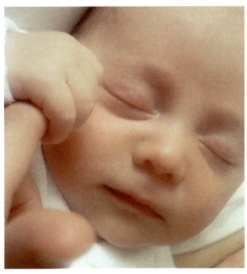

Erster Halt

Dies ist ein Reflex, den jedes gesunde Neugeborene besitzt. Schon im Mutterleib beginnt das Ungeborene seine Hände auszuprobieren: Es macht Fäuste, spielt mit der Nabelschnur und tastet sein Gesicht ab, aber erst etwa drei Monate nach der Geburt beginnt das Baby gezielt und bewusst nach etwas zu greifen,

Kinder lernen zuerst mit den Händen, dann erst mit dem Gehirn.

Maria Montessori

mit einem Gegenstand zu spielen und lernt so, ihn zu »begreifen«.
Je erwachsener wir werden, desto selbstverständlicher und auch »unbewusster« wird unser Greifen. Dabei sind unsere Hände wahre Wunderwerke der Schöpfung und es lohnt sich sehr, sich die Möglichkeiten dieses »Instruments der Instrumente« (Aristoteles) wieder einmal ganz bewusst zu machen.

Stellen Sie sich vor, Sie haben eine wunderbare Idee: Sie möchten ein Kunstwerk gestalten, einen Garten anlegen oder auch ein gutes Essen zubereiten. Die Idee nützt zunächst einmal nicht viel, wenn Sie sie nicht in etwas wirklich Greifbares umsetzen können. Dazu brauchen Sie Ihre Hände. Sie brauchen das »Manifestwerden« (von lat. »manus« = die Hand) Ihrer Vorstellungen.

Die Koordination der Hand war ein Meilenstein in der Entwicklung. Erst dann konnte der Mensch beginnen, seine Umwelt zu gestalten. Und was können unsere Hände nicht alles: Sie können sanft und liebevoll werden, wenn wir streicheln; sie können tasten, wenn wir etwas erspüren wollen und sie können auch kräftig zupacken, wenn es nötig ist. Sie sind Sinnesorgan und Werkzeug. Sie können handeln und behandeln. Sie können greifen und begreifen. Wenn wir etwas so verstanden haben, dass wir es in der Praxis umsetzen können, sagen wir: »Das habe ich jetzt wirklich begriffen«.

Unsere Lebensqualität wird entscheidend davon beeinflusst, inwieweit wir in der Lage sind, unsere Hände flexibel zu gebrauchen. Und es gibt viele Möglichkeiten, die Finger beweglich und kräftig zu machen.

Ü Die Kugeln rollen lassen

Nehmen Sie zwei kugelige Gegenstände in eine Hand, z. B. zwei kleine Äpfel, zwei Walnüsse oder zwei Kastanien. Vielleicht besitzen Sie aber auch schon richtige Qigong-Kugeln. Das können glatte, glänzende aus Metall oder auch emaillierte mit verschiedenen Mustern sein.

❭ Bewegen Sie Ihre Finger so, dass die beiden Kugeln in Ihrer Handfläche umeinander herum zu rotieren beginnen. Anfangs ist das gar nicht so einfach. Es bedarf schon einer gewissen Übung, bis die Kugeln sich »rund« bewegen. Probieren Sie aus, wie Sie Ihre Finger bewegen müssen, damit es klappt. Wenn es in eine Richtung leicht »läuft«, dann lassen Sie die Kugeln auch einmal andersherum rollen. ❬

Zunächst einmal ist das Kugelrollen ein Geschicklichkeitstraining, aber eines mit vielfältigen Wirkungen. In China weiß man schon lange, dass Übungen, die ganz bewusst mit den Händen ausgeführt werden, einen positiven Einfluss auf die Gesundheit haben, denn in den Fingern enden und beginnen die Meridiane, die auf den Innen- und Außenseiten der Arme verlaufen *(siehe Kapitel »Die Mitte finden« auf Seite 14)*. Werden Hände und Finger bewegt, dann wird der Fluss des »Qi« in diesen Meridianen angeregt.

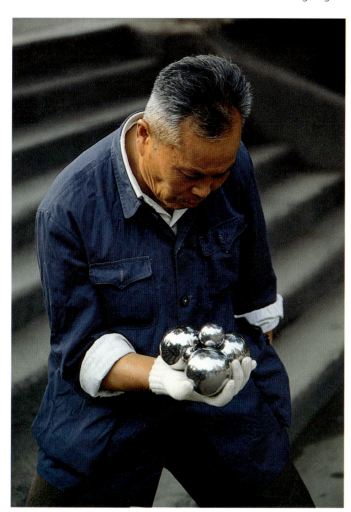

Handakrobatik

Also rollt man schon seit mehreren Jahrhunderten Kugeln in der Hand. Erste Berichte gibt es aus der Zeit der Song-Dynastie (1127–1279). Anfangs waren es wohl große Walnüsse, später Eisenkugeln, und heute gibt es Qigong-Kugeln aus den unterschiedlichsten Materialien, so z. B. aus Jade, Marmor, Metall. Sie werden in China »Schatz-Kugeln« genannt oder auch, weil sie ein wunderbares Übungsgerät für ältere Menschen sind, »Freude der Alten«.

Und tatsächlich sieht man dort auch heute immer wieder Menschen mit den Kugeln spielen, oft mit zweien, aber manchmal gibt es sogar jemanden, der vier Kugeln in der Hand rollen lässt und eine fünfte noch obendrauf. Aber da ist dann schon ein bisschen Artistik mit dabei. Für den Anfang genügen zwei Kugeln.

Vom Greifen und Begreifen

Ü Däumchen und alle anderen Finger drehen

> Legen Sie Ihre Fingerkuppen aneinander, die Finger selbst haben einen kleinen Abstand voneinander, und danach drehen Sie:
Zuerst die »Däumchen« und dann der Reihe nach alle anderen Finger, und zwar in beide Richtungen. Es sollten möglichst immer nur die Fingerkuppen der Finger, die sich gerade drehen, voneinander getrennt sein. Die drehenden Finger sollten sich nicht berühren!
>
> Konnten Sie alle Finger gleich gut drehen? Oder gab es welche, die nicht so recht wollten? Vielleicht geht es beim nächsten »Däumchendrehen« schon leichter.

Mit dieser Übung können Sie die Beweglichkeit in den Fingergelenken fördern und einer Arthrose vorbeugen.

Sicher können Sie sich erinnern, dass Sie als Kind nicht nur »Däumchen gedreht«, sondern alle möglichen Spiele mit Ihren Händen und Fingern gemacht haben. Meist genügten einfache Hilfsmittel, z. B. eine Kerze, um Schattenfiguren auf einer Wand erscheinen zu lassen, eine zusammengeknüpfte Schnur, um mit anderen Kindern komplizierte »Fadenabhebespiele« zu machen, oder die Finger durften »einfach so« auf dem Tisch oder der Schulbank »tanzen«.

Vielleicht bekamen Sie auch das zu hören: »Halt endlich deine Finger ruhig!«. Wie schade! Denn inzwischen ist es sogar wissenschaftlich erwiesen, dass Fingerübungen Körper und Geist fit halten, weil sie die Durchblutung des Gehirns erhöhen. Willkürliche Bewegungen mit Händen und Fingern sind bewusste, aktive Leistungen der Großhirnrinde.

Die Hand ist das äußere Gehirn des Menschen, das Werkzeug des Geistes.

Immanuel Kant

Aber jetzt »dürfen« Sie ja! Verbinden Sie doch einmal »westliche« Fingerübungen mit der »östlichen« Vorstellung, die Meridiane zu aktivieren.
Manche der Fingerspiele werden Ihnen vielleicht nicht gleich gelingen. Nur Mut – mit etwas Übung werden Sie mit der Zeit alle beherrschen.

Auch das nächste »Fingerspiel« macht die Gelenke freier:

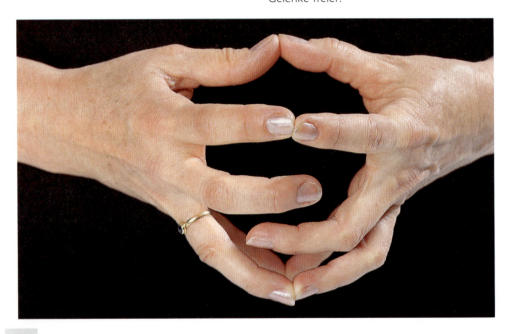

Ü »Die Strickleiter«

❯ Der linke Daumen berührt den rechten Zeigefinger; der rechte Daumen ist jetzt unterhalb, der linke Zeigefinger oberhalb der Berührungsstelle. Dann holen Sie den rechten Daumen nach oben und berühren den linken Zeigefinger. Linker Daumen und rechter Zeigefinger lösen sich voneinander, drehen nach oben und berühren sich erneut. Jetzt lösen sich rechter Daumen und linker Zeigefinger, drehen nach oben, berühren sich usw. – immer im Wechsel.

Statt des Zeigefingers kann der Daumen auch der Reihe nach Mittel- und Ringfinger und natürlich auch den kleinen Finger berühren und, wie beim Zeigefinger, die Berührung wechseln.

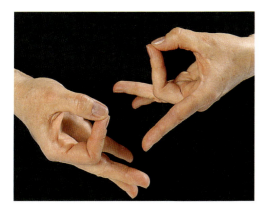

Diese Übung erinnert ein bisschen an »Stricken«. Anfangs geht's wahrscheinlich etwas langsam, aber schon bald werden Sie auch schneller »stricken« können. ❮

Der chinesische Taiji-Meister Wang hat in einer Fernsehsendung die These aufgestellt, dass Frauen deshalb älter werden als Männer, weil sie immerzu etwas mit ihren Händen tun, z. B. »stricken«!

Ü »Finger wechselt euch!«

Hier noch ein 3., etwas anspruchsvolleres Fingerspiel zum Ausprobieren: Diesmal sollten Sie »ganz bei der Sache sein«:

❯ Sie halten die Hände vor sich, die Handflächen zeigen nach oben, die Finger sind nach vorn gestreckt. Bei der linken Hand berühren sich jetzt Daumen und Zeigefinger, bei der rechten Daumen und Mittelfinger. Dann der Wechsel: linker Daumen und Mittelfinger, rechter Daumen und Zeigefinger, und wieder wechseln, und noch mehrmals hin und her.

Wenn es schon so richtig gut funktioniert, dann nehmen Sie statt des Mittelfingers den Ringfinger, also: Bei der linken Hand berühren sich Daumen und Zeigefinger, bei der rechten Daumen und Ringfinger, dann wieder wechseln. Und das Ganze auch mit dem kleinen Finger.

Wie geht es besser? Wenn Sie hinschauen? Oder wenn Sie Ihre Finger »fühlen« und sie dann in den verschiedenen Kombinationen zueinander und voneinander weg bewegen?

Es gibt noch ein paar andere Kombinationen, die Sie ausprobieren können: links Daumen und Mittelfinger, rechts Daumen und Ringfinger, wechseln. Links Daumen und Mittelfinger, rechts Daumen und kleiner Finger, wechseln. Und die letzte Kombinationsmöglichkeit: links Daumen und Ringfinger, rechts Daumen und kleiner Finger, wechseln. ❮

Vielleicht sind Sie ein paar Mal »durcheinander gekommen«. Das macht nichts, fangen Sie dann einfach noch einmal an.

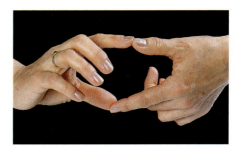

Möglicherweise hat es Sie doch etwas erstaunt, dass die Finger, mit denen Sie doch tagtäglich so viel machen, bei ungewohnten Bewegungen erst einmal ein bisschen unsicher sind und »üben« müssen, bis alles wieder vertraut ist. Aber gerade diese ungewohnten Bewegungen sind es, die unser Gehirn besonders aktivieren und die Hirndurchblutung fördern. Das erhöht nach neuesten Erkenntnissen nicht nur die Merkfähigkeit, sondern auch die Lebenserwartung. Pianisten werden besonders alt, heißt es.

Ü Die Finger verwöhnen

Nachdem Sie nun einige Zeit mit Ihren Fingern »gespielt« haben, können Sie eine kleine Massage anschließen:

❯ Sie ziehen sanft mit den Fingerspitzen der massierenden Hand vom Handgelenk der anderen Hand aus zur Spitze von Daumen, Zeigefinger und Mittelfinger, so als wollten Sie etwas aus den Fingern herausziehen.

Dann kehren Sie die Richtung um und gleiten von der Spitze des Ringfingers und des kleinen Fingers zurück zum Handgelenk, als wollten Sie wieder etwas in das Gelenk »zurückschieben«.

Massieren Sie Ihre Hand eine Weile in dieser Weise und spüren Sie den Unterschied zur anderen Hand.

Dann wechseln Sie die Hände und wiederholen diese Fingermassage mit der anderen Hand. So haben Sie alle zehn Finger massiert. Wenn es Ihnen gut getan hat, dann machen Sie es doch gleich noch ein paar Mal.

Diese Massage ist sehr wohltuend für die Hände. Sie können sie beschließen, indem Sie die Finger der einen Hand sanft um das Handgelenk der anderen legen und beide Hände gegeneinander drehen.

Das haben Sie vielleicht schon oft intuitiv gemacht, ohne zu wissen, dass am Handgelenk Akupunkturpunkte von sämtlichen sechs Meridianen der Arme liegen, die durch die Massage alle sanft beeinflusst werden. Das Reiben des Handgelenks hat eine ausgleichende und beruhigende Wirkung auf den ganzen Organismus.

Ihre Hände fühlen sich jetzt bestimmt warm und lebendig an. Können Sie auch die einzelnen Finger deutlich spüren? Und die Handinnenflächen? Lassen Sie sich etwas Zeit und genießen Sie das angenehm prickelnde Gefühl. Das Qi kann jetzt in Ihren Händen viel besser fließen. ❮

Die Handmitte

In der Handmitte liegt als 8. Punkt auf dem Kreislaufmeridian der Akupunkturpunkt »Laogong«. Übersetzt bedeutet das »Palast der Arbeit«, ein doch sehr passender Name. Aber wir können mit den Händen nicht nur kräftig zupacken, die Handinnenfläche ist auch sehr sensibel. Wir legen sie ganz intuitiv auf schmerzende Stellen. Wir streicheln damit, wir trösten. Es gibt »heilende« Hände und es gibt die »segnenden« Hände. Immer aber ist die größte Intensität in der Handmitte, dem »Handherzen«. In der Traditionellen Chinesischen Medizin sagt man: Laogong beruhigt den Geist. Sie können nach jeder Übung zum Abschluss die Hände

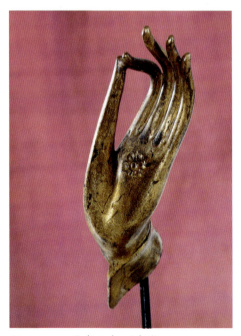

Laogong – »Palast der Arbeit«

Vom Greifen und Begreifen

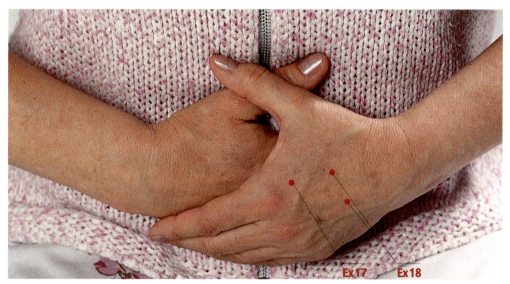

In die Ruhe zurückkehren

so auf Ihren Unterbauch, auf Dantian, legen, dass die beiden Handmitten übereinander liegen – Laogong der einen über Laogong der anderen Hand.

Wenn Sie gleichzeitig noch die Daumen links und rechts neben den Nabel legen, berühren Sie mit ihnen jeweils den 25. Punkt auf dem Magenmeridian. Er hat den schönen Namen **»Zentrum des Himmels«** (Tianshu) und wirkt auch harmonisierend und beruhigend.

Nun sind Ihre Hände in einer sehr gesammelten und doch energiereichen Haltung, die Sie auch nach einer bewegten Übung wieder ganz in die Ruhe zurückbringt.

Ausgeruhte Hände können besonders gut arbeiten, gerade auch in der Akupressur. Mit der folgenden Selbstmassage können Sie etwas für Ihren Rücken tun, indem Sie Ihre Hände massieren.

Einige Akupressurpunkte, »Tore des Qi«, haben Sie ja inzwischen schon kennen gelernt.

Natürlich gibt es auch an den Händen und Fingern wichtige und wirksame Punkte. Einige von ihnen sind »Extrapunkte« *(siehe Seite 25)*. Mehrere Extrapunkte liegen auf dem Handrücken. Die Namen geben schon einen Hinweis auf die Wirkung:

A **»Unterer Rückenschmerz«** oder auch **»Lumbago«** (Extrapunkt 18, Yaotong) und **»Nackenstarre« (**Extrapunkt 17, Luozhen)

Die zwei »Lumbago«-Punkte sind auf jeder Hand jeweils zwischen den Mittelhandknochen des Ring- und Kleinfingers und des Zeige- und Mittelfingers kurz über dem Handgelenk. Den Punkt »Nackenstarre« finden Sie auch zwischen den Mittelhandknochen von Zeige- und Mittelfinger, aber näher an den Fingern. Er ist manchmal etwas schmerzhaft.

Bei akuten Kreuzschmerzen oder auch bei Hexenschuss können Sie die beiden »Lumbago«- Punkte kräftig stimulieren. Wer längere Fingernägel hat, kommt besonders gut zu den Punkten. Sie können aber auch z. B. mit einer Häkelnadel pressen. Wichtig ist, dass Sie gleichzeitig verschiedene Bewegungen mit der Wirbelsäule machen, dann löst sich die Spannung schneller.

Bei »Nackenstarre« kann der Extrapunkt 17 kräftig gepresst werden. Gleichzeitig sollten Sie den Kopf dabei hin- und herdrehen.

Am besten ist es natürlich, wenn Sie die Punkte kennen, aber nicht brauchen.

Jetzt ist es an der Zeit, die Aufmerksamkeit auch einmal dem ganzen Körper zu widmen und ihn mit einer neuen Meridian-Dehnungsübung in den Genuss eines vermehrten Qi-Flusses zu bringen. Den Akupressurpunkt »**Tor der göttlichen Gleichmut**« (Magen 36, Zusanli) haben Sie ja schon kennen gelernt *(siehe Seite 12)*. Jetzt können Sie den Magenmeridian in seinem ganzen Verlauf aktivieren und auch seinen zugeordneten Partner, den Milzmeridian.

Der Funktionskreis Magen (Yang) und Milz-Pankreas (Yin)

Er ist für die Nahrungsaufnahme und Verteilung der Nahrungsenergie verantwortlich. Er ist der Funktionskreis der »Mitte«, der in der Traditionellen Chinesischen Medizin nach der »Fünf-Elemente«-Lehre eine Sonderstellung einnimmt, weil er Vermittler zwischen allen anderen Organfunktionskreisen ist.
Eine bewusste Ernährung im Sinne der »Fünf Elemente« ist Voraussetzung für eine ausgeglichene Verteilung des Nahrungs-Qi im ganzen Organismus. Sie bildet neben dem Qigong-Üben die wichtigste Quelle für einen ausgeglichenen Qi-Haushalt.

Dehnungsübung für Magen- und Milzmeridian

❯ Nehmen Sie eine schulterbreite Grundhaltung ein und lassen Sie Ihr Gewicht in das rechte Bein sinken. Die Hände sind in der Mondhaltung. Setzen Sie den linken Fuß nach vorn, bis die Fußspitze den Boden berührt. Dabei nehmen Sie den linken Arm mit nach oben und drehen die Hand, bis die Handfläche nach oben zeigt. Der rechte Arm sinkt und dreht sich, bis die Handfläche nach unten zeigt.

Drücken Sie die linke Fußspitze fest auf den Boden und ziehen Sie die Handflächen nach oben und unten auseinander. Das rechte Bein streckt sich wieder etwas.

Spüren Sie die intensive Dehnung Ihrer Vorderseite? Wenn Sie jetzt noch mit den Augen »funkeln«, wird auch noch der Anfangspunkt des Magenmeridians aktiviert.

Lassen Sie die Arme wieder sinken, setzen Sie den linken Fuß zurück und wiederholen Sie die Dehnung auf der anderen Seite.

Dehnen Sie drei- bis sechsmal auf beiden Seiten. ❮

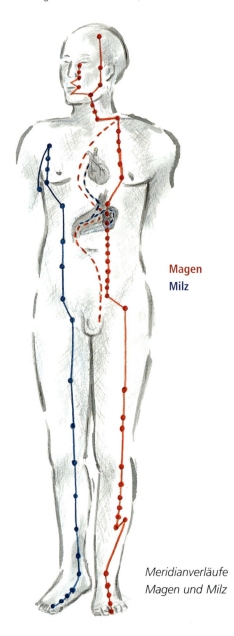

Magen
Milz

Meridianverläufe Magen und Milz

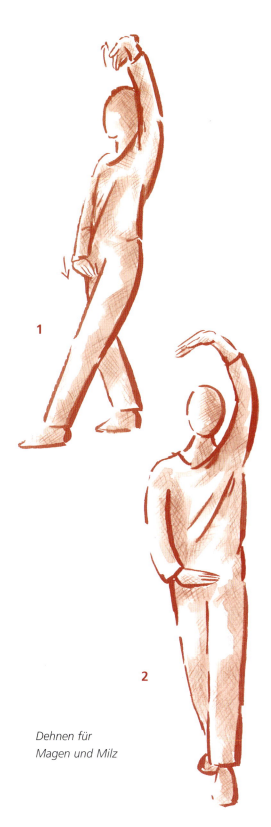

Dehnen für Magen und Milz

Ü »Durch die Finger atmen«

Ihre Finger sind nach den vielen Übungen und besonders auch nach dem Dehnen wahrscheinlich sehr sensibel geworden, so dass Sie die folgende Übung versuchen können.

Dazu können Sie sich setzen oder auch auf den Rücken legen.

❱ Die Hände liegen nebeneinander auf dem Unterbauch. Lassen Sie Ihren Atem ruhig werden und lösen Sie alle Spannungen, so gut es im Moment geht.

Ihre Aufmerksamkeit ist in beiden Daumen. Können Sie sie klar und deutlich spüren? Stellen Sie sich nun vor, dass Sie durch die Daumen »einatmen«. Der »Atem« fließt durch die Hände und durch die Arme in den Körper. Wo können Sie ihn dort spüren? »Atmen« Sie durch die Daumen wieder aus.

Spüren Sie nun beide Zeigefinger und »atmen« Sie durch diese ein. Diesmal »atmen« Sie durch Daumen und Zeigefinger aus. So verfahren Sie weiter mit Mittel-, Ring- und Kleinfinger. Sie »atmen« jeweils durch das neue Fingerpaar ein und durch alle schon einbezogenen Finger wieder aus.

Zum Abschluss »atmen« Sie noch einige Male durch die Handinnenflächen ein und wieder aus und legen dann die Hände übereinander auf den Unterbauch. Spüren Sie in aller Ruhe der Übung noch eine Weile nach. ❰

Tipp für den Alltag
▶ Haben Sie bemerkt, dass Ihr Atem ganz ruhig geworden ist? Durch die Finger atmen können Sie immer, wenn Sie angestrengt geistig oder körperlich gearbeitet haben. Wenn Sie abends nicht so recht abschalten können und deshalb Schlafstörungen haben, dann üben Sie das Fingeratmen im Liegen. Wahrscheinlich werden Sie bald gut einschlafen und auch besser durchschlafen können.

»Der Drache steigt aus dem Wasser und bewegt die Himmelskraft«

Bei der folgenden **3. Brokatübung** dürfen Sie dem Drachen helfen, die »Himmelskraft« zu bewegen:

❯ Sie sitzen in einer der Grundhaltungen. Die Hände ruhen mit den Handflächen nach oben auf den Oberschenkeln: Mondhaltung.

Legen Sie nun die Handflächen zusammen und drehen Sie die Hände, bis die Fingerspitzen nach oben zeigen. Jetzt können Sie die Arme bis über den Kopf strecken und langsam »aus dem Wasser steigen«.

Wenn Sie jetzt ganz bewusst die Schulterblätter sinken lassen, dann öffnen sich die Arme fast wie von selbst zur Seite, bis sie eine große Schale bilden.

Nun schwingen Sie aus der Taille heraus den Rumpf und die Arme sanft nach links und nach rechts: Sie »bewegen die Himmelskraft«. Die Schulter-, Ellbogen- und besonders die Handgelenke sind dabei ganz locker und folgen dieser Bewegung. Die Schultern können die ganze Zeit entspannt bleiben.

Zum Abschluss kommen die Hände wieder über dem Kopf zusammen und sinken mit den Fingerspitzen nach oben vor dem Körper bis zur Brustmitte. Dort drehen sie wieder nach vorn und unten, bis sie erneut in der Mondhaltung auf den Oberschenkeln ruhen.

Wichtig:
Schwingen Sie immer nur so lange, wie es Sie nicht anstrengt, denn sonst kann es leicht zu einem Halten in den Schultern kommen. Genau das möchten Sie aber vermeiden. Es ist besser, immer in die ruhige Mondhaltung zurückzugleiten und von dort wieder neu zu beginnen.

Lassen Sie sich genügend Zeit, den Bewegungen nachzuspüren. Wie fühlen sich Ihre Arme nun an? Kann das Qi jetzt fließen? ❮

Mit dieser Übung haben Sie jetzt die drei großen Gelenke der Arme ganz bewusst bewegt und »durchlässig« gemacht. Die locker entspannten Gelenke sind die Voraussetzung für das, was die Chinesen »runde Knochen« nennen. Natürlich sind nicht die einzelnen Knochen rund, aber durch die geöffneten Gelenke nehmen die Arme eine »runde« Form an und das Qi kann bis in die Fingerspitzen fließen.

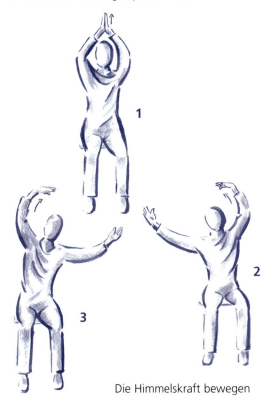

Die Himmelskraft bewegen

Ausblick

Im nächsten Kapitel werden Sie lernen, dass auch eine aufrechte Haltung eine Voraussetzung für die wirkliche Aktionsfreiheit der Hände ist. Sie lernen, wie Sie sich »mühelos« aufrecht halten können, damit Sie die neu gewonnene »Fingerfertigkeit« auch wirklich nutzen können.

Sich halten

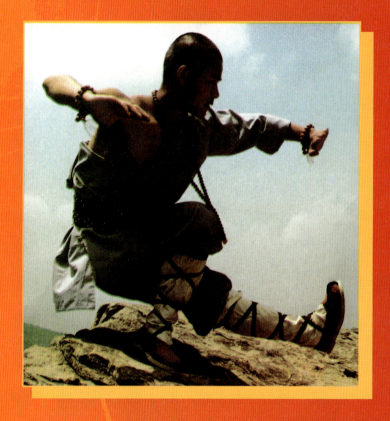

*Die Mitte finden
zwischen Himmel und Erde
gibt inneren Halt.*

Ü »Stehen auf den Pflaumenblütenpfählen«

Haben Sie als Kind auch gerne auf dem Randstein oder einem umgestürzten Baumstamm balanciert? Je schmaler der Grat, je tiefer der Abgrund, um so größer wurde das Kribbeln im Bauch – und danach ein intensives Gefühl der Leichtigkeit. Dann war das Gehen auf dem Boden ganz anders – mühelos und unbeschwert.

Vielleicht haben ähnliche kindliche Erfahrungen die alten Kampfkunstmeister dazu inspiriert, auf den so genannten Pflaumenblütenpfählen zu üben. Diese uralte Trainingsweise, die seit vielen Jahrhunderten von den Mönchen im Shaolinkloster, der Wiege der chinesischen Kampfkünste, geübt wird, verfeinert das Balancegefühl immer mehr, bis auch unter schwierigen Bedingungen eine gute Haltung möglich wird.

In der Stille des Waldes kann man die Mönche in den frühen Morgenstunden beim Üben beobachten. Auf in den Boden gerammten Holzpflöcken absolvieren sie schwierige Aufgaben. Sie halten anstrengende Körperpositionen regungslos, wechseln in einem atemberaubenden Tempo zwischen den verschiedenen Stellungen hin und her und kämpfen zu zweit mit komplizierten Schrittfolgen und kraftvollen Armtechniken. Die unterschiedliche Höhe und Dicke der Stämme macht es für sie sicher nicht leichter – und doch scheinen für sie die Gesetze der Schwerkraft nicht zu gelten.

❱ Wenn Sie Lust haben, selbst einmal auszuprobieren, wie es sich auf einem »Pflaumenblütenpfahl« stehen lässt, brauchen Sie genügend Vertrauen in Ihren Gleichgewichtssinn und einen stabilen Stuhl. Neben einer Wand steht er am sichersten. Steigen Sie nun auf den Stuhl und schauen Sie sich um.

Verändert sich die Wahrnehmung für den Raum? Wie sicher fühlen Sie sich auf Ihren Beinen? Sind Ihre Beine ganz gestreckt oder beugen Sie ein wenig die Knie?

Wenn Sie sich absolut sicher fühlen, können Sie die Augen schließen. Was verändert sich dadurch in der Körperwahrnehmung?

Eine weitere Steigerung ist es, wenn Sie auch noch ein Bein anheben können. Wie stabil stehen Sie nun? ❰

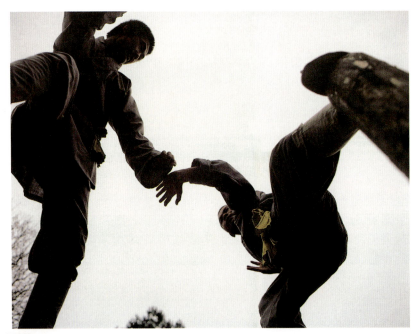

Mönche auf Pflaumenblütenpfählen

Sich halten heißt balancieren

Wenn Sie auf dem Stuhl stehen, wird Ihnen Ihr »Halt«, Ihre Haltung, vermehrt bewusst. Im Alltag ist dies nur selten der Fall. War Ihnen heute morgen beim Aufstehen klar, welcher komplexen körperlichen Leistung es bedurfte, Ihren Körper vom Liegen zum Stehen zu bringen? Auch Ihr vielleicht noch etwas schläfriger Gang zum Bad erforderte ein fein abgestimmtes Zusammenspiel aller Muskeln und Gelenke Ihres Körpers. Erst ein »Feuerwerk« zumeist unbewusster Steuerungsimpulse hat es Ihnen ermöglicht, sich ausbalanciert zu halten und zu bewegen.

Die eigene Haltungs- und Bewegungsweise entzieht sich der bewussten Kontrolle. Kennen Sie die Geschichte vom schlauen Fuchs, der den Tausendfüßler ärgern wollte? Er schmeichelte dem Tausendfüßler und fragte ihn, wie es ihm nur möglich sei, alle Beine gleichzeitig mit so viel Anmut zu bewegen. Der Tausendfüßler begann nachzudenken und konnte danach gar nicht mehr gehen.

Haltungsappelle wie: »Bauch rein – Brust raus«, »Halt dich gerade«, »Kinn anziehen – Po anspannen« sind überholt. Anstrengung allein vermittelt selten positive Körpererfahrung. Der Schlüssel für eine mühelose Aufrichtung liegt in der Auseinandersetzung mit dem eigenen Ver-»halt«en in unterschiedlichen Situationen. Wie stehe ich auf dem Stuhl, auf einer Wiese, auf dem Straßenpflaster? Spüre ich den Boden unter mir und den Himmel über mir? Was verändert sich, wenn ich auf einem Bein stehe?

Das »Innere Lächeln« als Bild für eine wohlwollende Selbstbeobachtung kann dabei helfen, den Impuls zur Haltungs*kontrolle* immer wieder beiseite zu lassen, dem eigenen Bewegungsdrang nachzugeben und neue Haltungen kennen zu lernen.

Erinnern Sie sich an die Übung »Stehen wie ein Baum« *(Seite 12)?* Vielleicht möchten Sie sie jetzt noch einmal wiederholen. Sie können dabei auch einmal in die Rolle eines Kleinkindes schlüpfen, das noch wackelig steht und gerade

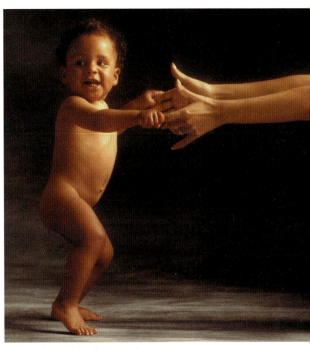

Halt geben ohne festzuhalten

deshalb mit wachen Sinnen seine Umwelt erforscht. Verändert sich dadurch die Übung?

Von Kopf bis ...

Bei der Übung »Stehen wie ein Baum« wird die Haltung von den Füßen her aufgebaut. Die Gewichtsverlagerung in Richtung der Zehen aktiviert den Streckreflex und gibt den Impuls zur Aufrichtung.

Um so verwunderlicher ist es, dass die Entwicklung vom strampelnden Baby zum gehenden Kleinkind vom Kopf her beginnt. Beobachten Sie einmal ein Baby, das gerade zum ersten Mal versucht, seinen überproportional großen Kopf zu heben. Es bedarf vieler Schaukelbewegungen und wackeliger Bemühungen, bis die Muskeln stark und koordiniert genug sind. Erst dann ist es in der Lage, den Kopf mit Leichtigkeit zu tragen. Als Nächstes lernt das Baby, auch die Schultern abzuheben, die Arme nach vorne zu bringen und sich mit ihnen abzustützen. Viele Entwicklungsschritte sind nötig, um sich frei und sicher zu halten.

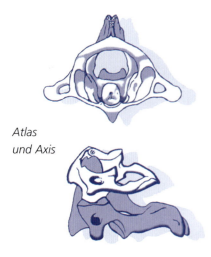

Atlas und Axis

Auch für Erwachsene ist es manchmal nicht leicht, ihren Kopf zu »halten«. Der Anteil des Kopfes am Gesamtkörpergewicht ist immer noch beträchtlich. Wenn der Kopf z. B. bei der Arbeit gesenkt gehalten wird, entstehen starke Zugkräfte, die von der Nackenmuskulatur aufgefangen werden müssen. Werden zusätzlich noch die Augen angestrengt, können Spannungsgefühle im Nackenbereich und Kopfschmerzen die Folge sein.

Die nebenstehende Übung kann Ihnen helfen, den Kopf wieder mühelos über der Wirbelsäule zu balancieren und dadurch die Muskeln zu entlasten.

Der Atlaswirbel

Die Sagenfigur des Atlas, der die Weltkugel trägt, hat dem obersten Halswirbel, auf dem der Kopf ruht, seinen Namen gegeben. Der Atlaswirbel hat oben links und rechts zwei Vertiefungen. An der Unterseite des Schädels finden sich als Entsprechung zwei Wölbungen. Wird der Kopf über der Wirbelsäule auf dem Atlas balanciert, haben die Muskeln nur noch die »Aufsicht« über das Gleichgewicht.

Tipp für den Alltag

▶ Nach einer intensiven Arbeitsphase am Schreibtisch ist diese einfache Übung in Verbindung mit der Gesichtsmassage *(Seite 20 f.)* eine Wohltat. Auch bei beginnenden Kopfschmerzen und Nackensteifigkeit kann diese Übung Erleichterung bringen.

Ü »Den Kopf balancieren«

Aus der Grundhaltung im Sitzen gelingt diese Übung am besten.

❯ Schaukeln Sie über die Sitzbeine vor und zurück, bis Sie das Gefühl für Mitte und »Haltung« wahrnehmen.

Mit Ihren Fingerkuppen können Sie Ihren Nacken und den Übergang von der Halswirbelsäule zum Kopf ertasten.

Lassen Sie nun Ihre Hände auf die Oberschenkel sinken. Sie können sich dabei vorstellen, wie Ihr Kopf mühelos auf dem Atlas sitzt und von der Wirbelsäule getragen wird.

Sie spüren die Flexibilität Ihrer Hals- und Nackenmuskeln, wenn Sie ganz langsam den Kopf mit minimalen Bewegungen über den Atlas nach vorne und hinten schaukeln lassen. Gerade diese feinen Bewegungen aktivieren unser Gleichgewichtsorgan im Inneren des Ohres.

Können Sie die spontanen Ausgleichsbewegungen der Muskulatur wahrnehmen?

Lassen Sie nun die Bewegung feiner und kleiner werden. Sie können sich vorstellen, dass die gesamte Hals- und Nackenmuskulatur durch die Bewegung massiert wird, sich erwärmt und durchlässig wird für Blut und Qi.

Wenn Sie dann noch Ihren Blick »sanft« werden lassen, kann sich auch die Gesichtsmuskulatur entspannen und der Atem freier fließen.

Lassen Sie nun Ihren Kopf über der Wirbelsäule zur Ruhe kommen.

Verändert sich die Qualität der Wahrnehmung? Wie atmen Sie jetzt? Fühlt sich Ihr Kopf jetzt leichter an oder müssen Sie ihn noch halten?

Legen Sie zum Schluss noch einmal beide Hände auf das Dantian und spüren Sie die »große Mitte« des Körpers und die »kleine Mitte« des Kopfes. ❮

Von Kopf bis Fuß ...

Haben Sie schon einmal mit den Füßen eines Babys gespielt? Sie sind noch sehr weich und beweglich. Wenn man sanft über die Fußsohlen streicht, zieht sich der ganze Fuß zusammen, als wollte er die Finger greifen. Ein Streicheln über die Außenkanten entspannt ihn wieder. Die eigenen Füße sind für das Baby ein interessantes Spielzeug. Oft beschäftigt es sich lange und hingebungsvoll mit der Betrachtung und dem Spiel mit seinen Zehen.

Bewegliche und lebendige Füße sind die Basis für eine gute Haltung. Wenn Sie wieder einmal barfuß gehen, kann vieles, was sonst nur sicht- und hörbar ist, auf einmal spürbar werden. Durch das Gehen auf Asphalt, Sand, Kieselsteinen oder einer Sommerwiese lassen sich viele verschiedenartige Eindrücke sammeln.

Versuchen Sie einmal, mit Ihren Zehen kleine Gegenstände zu greifen. Mit etwas Übung können Sie sie vielleicht sogar hoch heben. Haben Sie auch schon einmal erlebt, wie nach langem »Pflastertreten«, z. B. bei einem Stadtbummel, die Füße schmerzen und scheinbar keine »Lebensgeister« mehr da sind?

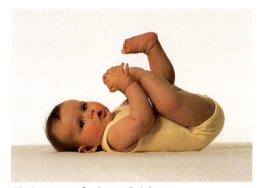

Ein immer verfügbares Spielzeug

Funktionen der Füße
Füße sind Sinnesorgan (Tastsinn), sensibles Greifwerkzeug, Bewahrer des Gleichgewichts und Impulsgeber für die Streckung nach oben.

»Die Lebensgeister wecken«

Die folgende Akupressur kann Ihnen helfen, wichtige Tore des Qi im Bereich der Füße zu öffnen. Sie stimulieren dabei mehrere Energietore auf einmal.

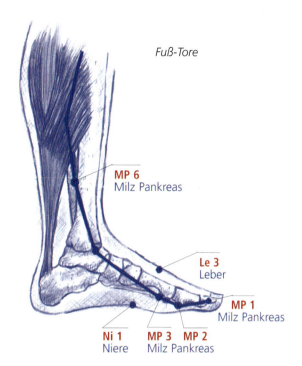

Fuß-Tore

MP 6
Milz Pankreas

Le 3
Leber

MP 1
Milz Pankreas

Ni 1   MP 3   MP 2
Niere   Milz Pankreas

Der erste Tor ist die »Sprudelnde Quelle« (Niere 1, Yongchuan, *siehe Seite 118*).

Das zweite Tor ist ein wichtiger Fernpunkt für Kopfschmerzen: der »höchste Angriffspunkt« (Leber 3, Taichong), zwischen dem ersten und zweiten Mittelfußknochen *(siehe Seite 118)*.

Auf dem Milzmeridian erreichen Sie sogar drei Tore, die u. a. Müdigkeit vertreiben und die Konzentration stärken.

Nachdem Sie erst einmal Ihre Füße ertastet haben, können Sie am Boden sitzend beide Füße mit den Fußsohlen aneinander legen. Wenn Sie auf einem Stuhl sitzen, schlagen Sie am besten ein Bein über das andere und massieren einen Fuß nach dem anderen.

Legen Sie den Mittelfinger auf Leber 3, den Daumen auf Niere 1 und den Zeigefinger auf die Außenseite der Großzehen (Milz-Pankreas). Stellen Sie sich die Verbindung von Leber 3 und Niere 1 vor und drehen Sie dann die Hände um diese gedachte Achse vor und zurück. Der Zeigefinger massiert über die Außenseite der Großzehe.

Sich halten

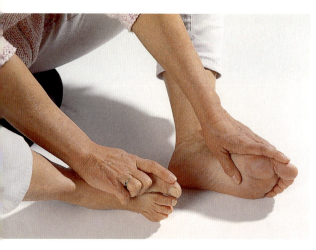

Die Wurzeln stärken

Massieren Sie so lange Sie Lust haben und es Ihnen gut tut.

Wie fühlen sich jetzt Ihre Füße an, wenn Sie wieder stehen?

Tipp für den Alltag
▶ Wenn Sie nach einem langen Tag die Schuhe ausziehen, kann diese Akupressur Ihnen helfen, die »Lebensgeister« wieder zu wecken und sich auf den Feierabend einzustimmen. Auch bei Kopfschmerz und mangelnder »Bodenhaftung« ist sie sehr wohltuend.

In China werden die Füße oft als »Wurzeln« des Menschen bezeichnet. Wenn Sie mit der folgenden Übung Erfahrungen sammeln, können Sie vielleicht entdecken, wie Sie über ein kleines Kniekreisen immer wieder Halt finden und sich »verwurzeln« können.

Ü »Die Füße mit den Knien zeichnen«

❯ Können Sie sich vorstellen, wie Sie im Glanz der Morgensonne am Meeresstrand den feinen, warmen Sand unter Ihren Füßen spüren? Stehen Sie dazu schulterbreit und parallel.

Welche Empfindungen löst dieses innere Bild in Ihnen aus?

Welche Bereiche Ihres Fußes würden jetzt einen besonders deutlichen Abdruck im Sand hinterlassen? Wo wäre überhaupt keine Spur sichtbar? Mit Hilfe Ihrer gebeugten Knie können Sie nun die Umrisse Ihrer Füße im Sand »nachzeichnen«.

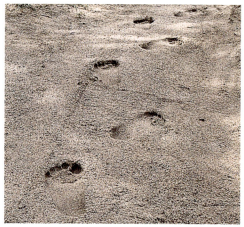

Spurensuche

Dazu schwingen beide Knie über innen (Belastung Fuß-Innenkante) nach vorne zu Ballen und Zehen und über außen (Fuß-Außenkante) zurück zur Ferse.

Nach einiger Zeit können Sie die Richtung wechseln.

Wenn Sie nun Ihre Knie stabilisieren und die Druckverteilung im Fuß ausbalancieren möchten, wechseln Sie noch einmal die Bewegungsrichtung.

Lassen Sie mit der Zeit die Bewegung immer kleiner werden, um zum Schluss über der »Mitte« des Fußes zur Ruhe zu kommen.

Wenn möglich, sollten während der Übung die Fußsohlen immer ganz auf dem Boden aufliegen. Können Sie jetzt die verschiedenen Bereiche des Fußes, die Sie vorhin massiert haben, über die Bewegung erspüren?

Spüren Sie die stabile Balance zwischen Ferse und Fußballen?

Wenn Sie den Fuß auch noch in Gedanken und durch feine Bewegungen verlängern und verbreitern, vergrößern Sie die Auflagefläche und lockern und dehnen wichtige Muskeln.

Fühlen Sie jetzt Ihre Wurzeln? Welche Fußspur hinterlassen Sie jetzt im Sand?

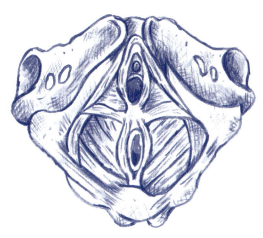

Der Beckenboden

Tipp für den Alltag
▶ Wenn Sie etwas Schweres heben müssen, erleichtert es Ihnen die parallele Grundhaltung und das bewusste »Wurzeln« der Füße, Ihre Beine zu stabilisieren und Ihre Kraft zu mobilisieren.

Von Kopf bis Fuß auf Haltung eingestellt

Der Impuls zur Aufrichtung der Wirbelsäule kommt vom Beckenboden. Ist dieser geschmeidig und kraftvoll, dann ermöglicht er eine spontane Aufrichtung der Wirbelsäule. Der Beckenboden wird von drei übereinander gelagerten Muskelschichten gebildet. Er stabilisiert das Becken von unten her. Seine Bewegung steht in enger Beziehung zum Zwerchfell, also auch zur Atmung.

Vielen Menschen fällt es schwer, ihn bewusst zu aktivieren. Dadurch entsteht manchmal eine Beckenbodenschwäche mit all ihren unangenehmen Folgen. Die Traditionelle Chinesische Medizin bietet Ihnen viele Möglichkeiten, den ganzen Beckenbereich zu stärken.

Den Unterleib stärken

Der Akupressurpunkt »**Treffpunkt der drei Yin**« (Milz-Pankreas 6, Sanyinjiao) ist besonders geeignet, um die Spannkraft des Beckenbodens zu fördern. In ihm kreuzen sich die drei Yin-Meridiane der Beine (Niere, Leber, Milz-Pankreas). Er lässt sich vier Fingerbreit oberhalb des Knöchels in einer Vertiefung auf der Innenseite des Schienbeines finden.

Seine Massage kann auch bei Unterleibsschmerzen, Monatsschmerzen, Prostatabeschwerden und Venenschwäche helfen und unterstützt den Rückfluss des Blutes nach oben.

Milz-Pankreas 6

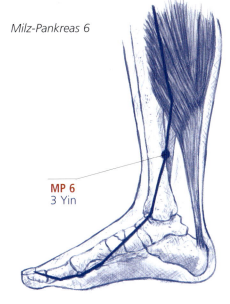

MP 6
3 Yin

Sich halten

Ü Den Beckenboden aktivieren

Wenn Sie einmal bewusst Ihren Beckenboden spüren möchten, bietet sich diese Übung an.

❱ Am Anfang ist der Beckenboden im Sitzen leichter zu aktivieren. Setzen Sie dazu die Füße schulterbreit, drehen Sie die Fersen etwas nach außen und legen Sie die Knie aneinander.

Wenn Sie jetzt die Knie zusammendrücken, können Sie sich vorstellen, dass eine Spannungswelle von den Knien an der Innenseite der Oberschenkel hinauf bis zum Beckenboden und weiter nach oben wandert.

Lösen Sie dann wieder die Knie voneinander. Meistens verbindet sich das mit einem Ausatmen.

Nach einigen Wiederholungen dieser Übung nehmen Sie die Verbindung von Atem und Bewegung, Zwerchfell und Beckenboden vielleicht deutlicher wahr.

Können Sie jetzt Ihren Beckenboden spüren? Wie wirkt sich seine Aktivierung auf den Atem aus? ❰

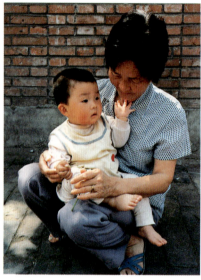

Halt finden

Die Lebenskraft bewahren

Die Haltung sitzender Kleinkinder besticht durch Leichtigkeit, Flexibilität und Balance. Kinder verkörpern so die lebendige und ursprüngliche Lebenskraft. Viele Übungen und Maßnahmen der Traditionellen Chinesischen Medizin zielen darauf, diese vitale Kraft zu pflegen und möglichst lange zu erhalten.

Nach der Vorstellung der Traditionellen Chinesischen Medizin wird das »Ursprungs-Qi«, die »vitale Essenz«, in den Nieren gespeichert und kann beispielsweise über die Bewegungen des unteren Rückens oder durch eine gezielte Massage aktiviert werden. Geht etwas »an die Nieren«, an die innere Substanz, kann das zu Rückenschmerzen und Bewegungseinschränkungen führen. Umgekehrt wirken Rückenschmerzen auf die Organe und den Energiehaushalt.

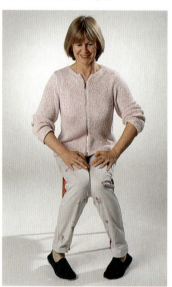

Spannkraft entwickeln

Tipp für den Alltag
▶ Der Beckenboden lässt sich in der oben beschriebenen Weise fast überall unbemerkt aktivieren – in der U-Bahn, im Bus und auch am Schreibtisch. Nach einiger Zeit reicht eine minimale Anspannung oder auch nur ein spontanes Hinspüren zur Aktivierung aus.

Die folgende Übung gibt Ihnen die Möglichkeit, über eine wohltuende Selbstmassage des Rückens die Muskeln zu lockern, Ihre Nieren zu stärken und das »Tor des Lebens« zu öffnen.

Ü Ins »Tor des Lebens« atmen

❯ Legen Sie in der Grundhaltung im Sitzen (siehe Seite 15) Ihre Hände übereinander auf das Dantian und richten Sie Ihre Aufmerksamkeit nach innen. Achten Sie dabei auf Ihren Atem.

Legen Sie Ihre Handflächen vor der Brust aneinander und reiben Sie beim Ausatmen die Hände kräftig gegeneinander.

Danach senken Sie die Hände ab und reiben mit dem Einatmen die »Nierenpunkte« und das »Tor des Lebens«. Sie können sich dabei vorstellen, über diese Punkte in die Nieren und den Unterbauch zu atmen.

Wiederholen Sie diese Übung so oft Sie möchten. Am Schluss können Sie die Hände noch einmal auf Dantian legen und die Übung ausklingen lassen.

Spüren Sie Ihre Lebendigkeit? Nehmen Sie die Atembewegung wahr? Vielleicht können Sie sogar die dadurch ausgelösten Organbewegungen spüren? Auf jeden Fall ist es schön, sich vorzustellen, wie die inneren Bewegungen die Rückenmuskeln massieren und stärken. ❮

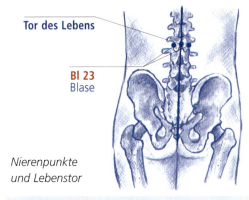

Tor des Lebens

Bl 23
Blase

Nierenpunkte und Lebenstor

Tipp für den Alltag
▶ Wenn Sie lange sitzen müssen, verschaffen Sie sich mit dem Reiben eine kurze »Atempause«, um die Energie wieder ins Fließen zu bringen. Bei Rückenschmerzen kann Ihnen das bewusste Erspüren Ihrer »inneren Bewegungen« helfen, Spannungen zu lösen und erneut beweglich zu werden.

Das »Tor des Lebens« (Lenkergefäß 4, Mingmen) liegt auf der Wirbelsäule in Höhe des Bauchnabels. Die **Nierenpunkte** (Blase 23, Shenshu) liegen seitlich, etwas erhöht auf dem Blasenmeridian.

Feuer und Wasser – Herzgeist und Nierenkraft

Die Nieren werden in der »Fünf-Elemente-Lehre« dem Wasser zugeordnet. Sie brauchen die Zufuhr von Wärme. Denken Sie nur, wie empfindlich Sie für Zug und Kälte sein können. Das Herz symbolisiert das Feuer und benötigt bei großer Belastung die Kühlung.

Mit dem Prinzip »unten fest und oben leicht« werden das Herz entlastet, die Nieren gestärkt und beide in der Wahrnehmung ihrer Funktion unterstützt.

So wird beim Üben »Feuer unter das Wasser« gebracht. Energetisch kommt es zu einer fruchtbaren Wechselwirkung zwischen dem Element Feuer und dem Element Wasser.

Funktionskreis
Herz (Yin) – Dünndarm (Yang)

Der Funktionskreis Herz-Dünndarm ist der »Herrscher« über alle anderen Organe. Das Herz beherrscht und leitet das Blut und ist somit für den gesamten Kreislauf und die Blutversorgung sämtlicher Organe verantwortlich. Im Dünndarm werden die Nährstoffe der Nahrung entzogen und an das Blut weitergeleitet. In der Traditionellen Chinesischen Medizin ist das Herz auch der Sitz der Energie Shen, des »Herzgeistes«, der alle mentalen und emotionalen Aktivitäten des Menschen steuert. Bei zu viel Stress (Hitze) wird die Entfaltung des Herzgeistes eingeschränkt und es fällt schwer, einen klaren Gedanken zu fassen und Herr seiner Emotionen zu sein, d.h. in allen Situationen Haltung zu bewahren.

Die folgende **4. Brokatübung** kann Ihnen helfen, innere Hitze (Stress) abzuleiten, zur Ruhe zu kommen und sich der eigenen Lebenskraft und Vitalität wieder neu bewusst zu werden.

Sich halten

»Der Drache hebt die Flügel im Flug«

❯ Begeben Sie sich in die Grundhaltung im Sitzen *(siehe Seite 15)* und bringen Sie die Hände in die Mondhaltung. Die Vorstellung, alles Schwere nach unten sinken zu lassen, um mühelos zum Himmel zu wachsen, fördert die Ruhe.

Drehen Sie dann die Handrücken zueinander. Der Blick richtet sich dabei auf den linken Ellbogen. Jetzt beide Ellbogen anheben, als würden Sie an unsichtbaren Fäden gezogen. So können die Handgelenke und die Schultern entspannt hängen.

Die Ellbogen werden nun so weit auseinander gezogen, bis die Handflächen nach unten zeigen. Dabei wandert der Blick wieder nach vorne. Richten Sie dann die Handwurzeln ein wenig auf und lassen Sie die Arme nach unten sinken. Beim Absenken können Sie sich vorstellen, wie alles, was Sie im Moment ganz persönlich belastet, nach unten abfließen kann.

Vor dem Dantian drehen sich die Hände wieder in die Mondhaltung. Beim nächsten Heben der Arme wechselt die Aufmerksamkeit zum rechten Ellbogen.

Wiederholen Sie die Übung noch mehrere Male und lassen Sie sich dann Zeit, der Wirkung nachzuspüren. ❮

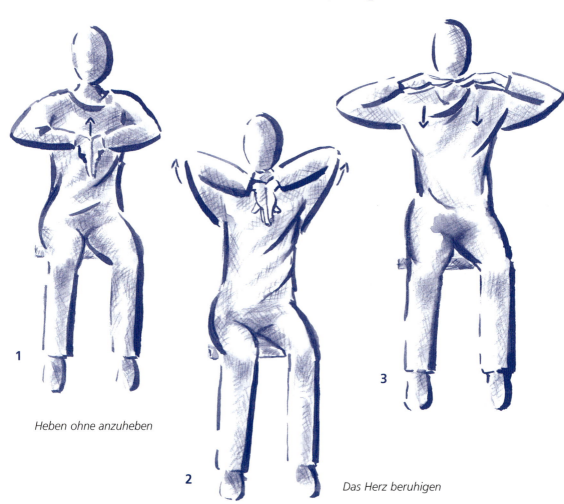

1 Heben ohne anzuheben

2

3 Das Herz beruhigen

Dehnungsübung für Herz- und Dünndarmmeridian

❯ Stellen Sie beide Füße nebeneinander und nehmen Sie den so genannten Fersenschlussstand ein: Die Zehen zeigen dabei leicht nach außen und zwischen den Fersen ist ein kleiner Abstand.

Beide Handflächen werden vor der Brust mit leichtem Druck aneinander gelegt. Die Fingerspitzen zeigen nach oben und die Unterarme werden parallel zum Boden gehalten.

Nun werden das Becken nach rechts und die Arme nach links »geschoben«. Zusätzlich kann der Kopf nach rechts drehen.

Halten Sie für einen Moment diese Dehnung und gleiten Sie dann zur Mitte zurück.

Dehnen Sie dann gegengleich zur anderen Seite. Spüren Sie den wellenförmigen Spannungsverlauf im Rücken? Gelingt es Ihnen, die Arme zu jeder Zeit parallel zum Boden zu halten und die Schultern zu entspannen? ❮

Ausblick

Im nächsten Kapitel können Sie Ihr Haltungs- und Balancegefühl noch weiter verfeinern. Sie lernen Wege kennen, wie Sie Ihre Wirbelsäule im Alltag mühelos und kraftvoll aufrichten können.

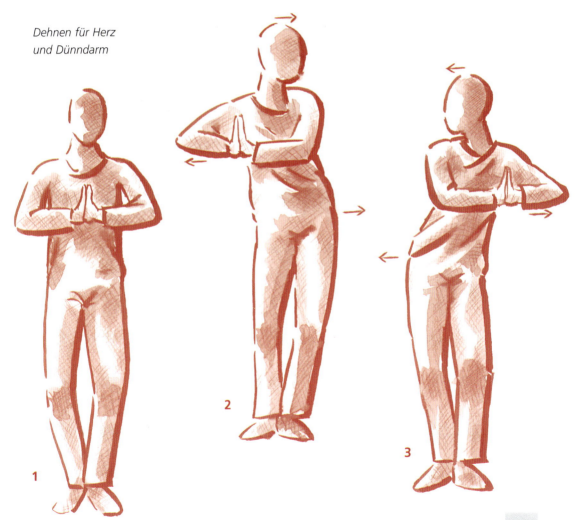

Dehnen für Herz und Dünndarm

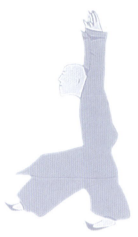
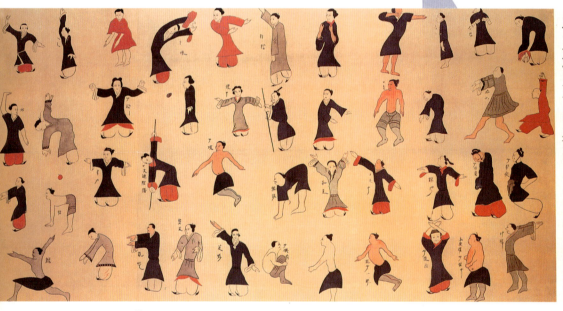

马王堆三号汉墓出土导引图复原图

»Plan zu den Übungen zum Leiten und Führen (des Qi)«
(gefunden im Mawangduigrab Nr. 3, datiert 168 v. Chr.)

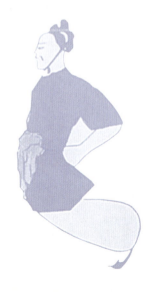

Sich halten

Sich aufrichten

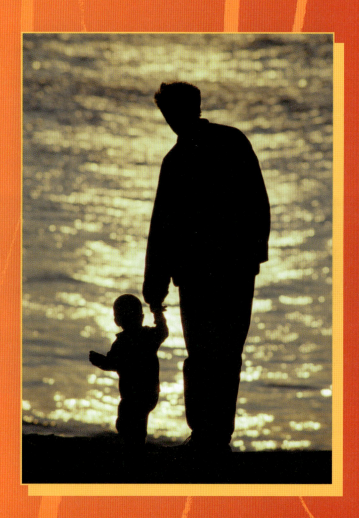

»Schwachsein« zuzulassen ist
die Voraussetzung für aufrichtiges Sein.

Ü Sitzen: Wie sitze ich heute?

Haben Sie schon einmal eine Meditationshalle besucht? Dort herrscht eine besondere Stimmung: Von oben kommt warmes gedämpftes Licht in den Raum. Schiebewände lassen frische Luft und den Duft des Gartens herein. Die Einrichtung ist schlicht. Da ist nichts, was das Auge des Betrachters ablenken könnte, höchstens ein Blumengesteck oder eine Klangschale, die den Anfang und den Schluss der Meditation einläutet. Bis auf das gelegentliche Zwitschern eines Vogels oder das Brummen einer Fliege ist es still, wohltuend still. Gerade diese Stille ist es, die die Aufmerksamkeit auf die Sitzenden lenkt. Aufrecht und entspannt, stark und in sich ruhend, aufmerksam und ganz für sich, absichtslos und zentriert, sitzen die Menschen auf ihren runden Kissen. Wer diese friedliche Szene beobachtet, spürt vielleicht spontan den Impuls, sich dazuzusetzen, die Kraft dieser Haltung zu erleben und ein Teil dieser Stille zu werden.

Lassen Sie sich inspirieren, das Sitzen in der Stille einmal auszuprobieren.

❱ Setzen Sie sich für einige Minuten ruhig auf ein Kissen oder einen Stuhl und beobachten Sie nur Ihren Atem, wie er ein- und ausströmt. Das »Innere Lächeln« wird Sie dabei unterstützen, auftauchende Gedanken kommen und auch wieder gehen zu lassen – wie Wolken, die vorüberziehen.

Fällt Ihnen das ruhige Sitzen schwer oder wird es Ihnen leicht? ❰

Eine Ruhepause kann entspannend und erholsam sein. Körperliche Ruhe macht aber auch vorhandene Spannungen, die momentane innere Stimmung und das körperliche Befinden greifbar. Regelmäßig wiederholt, ist das Sitzen ein gutes Befindlichkeitsbarometer.

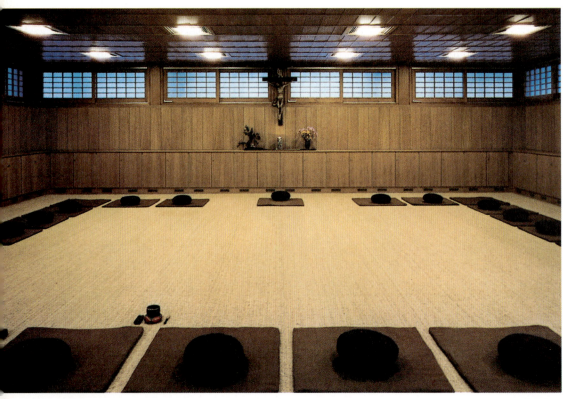

Kraftplätze

Aufgerichtet und gehalten

Die eigene Körperhaltung ist mehr als eine achsengerechte Anordnung von Knochen, Gelenken, Sehnen und Bändern, die von den Muskeln in Position gebracht und dort gehalten werden. In der Körperhaltung spiegelt sich die eigene Lebensgeschichte, die Persönlichkeit und die momentane Verfassung. Kinder drücken ihr Befinden noch besonders deutlich über ihre Körperhaltung aus. Langweilen sie sich, erschlafft der Körper. Sind sie dagegen neugierig und erwartungsvoll, sitzen sie kerzengerade.

Bei manchen Menschen bewundern wir ihre aufrechte Haltung und meinen damit nicht nur die äußere. »Kein Rückgrat zu haben«, bedeutet im allgemeinen Sprachgebrauch schwach und nachgiebig zu sein. Wenn jemand auch in schwierigen Situationen aufgerichtet bleibt und Haltung bewahrt, wird seine innere Stärke respektiert.

Die Beschäftigung mit der eigenen Haltung ist ein sensibler Prozess, der nicht nur gesundheitliche Belange berührt. Die Vervollkommnung der Haltung hat gerade in den geistigen Disziplinen eine lange Tradition. In der östlichen Meditationspraxis, z. B. im Zen, aber auch in der bei uns verwurzelten Kontemplation, ist sie wesentlicher Bestandteil der täglichen Übung. Sie hilft dem Einzelnen, den scheinbaren Widerspruch zwischen dem »Sich-bewusst-aufrecht-Halten« und dem »Anspannen-Loslassen« durch Üben zu überwinden. So wird es immer wieder möglich, sich mühelos aufzurichten und eine kraftvoll entspannte Haltung einzunehmen.

Keine andere Bewegungskunst verdeutlicht das Spannungsfeld zwischen absolutem »Gespanntsein« und innerer Gelassenheit so eindrucksvoll wie das Bogenschießen. In Verbindung mit dem Sitzen in der Stille wird diese Kunst in Japan noch heute hoch geschätzt. Ihre Ausübung beruhigt das Herz, stärkt den Willen und schärft den Blick für das Wesentliche.

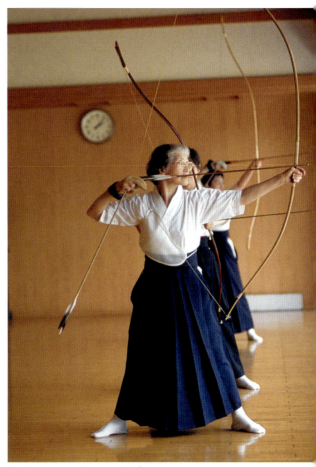

Die Kunst des Bogenschießens

Beobachtet man eine Kyudo-Meisterin, beeindruckt die ruhige Konzentration, die Präzision der Bewegung und die Ausgewogenheit der Körperhaltung. Nicht nur der Bogen, der ganze Körper spannt sich und strahlt trotzdem eine große Ruhe und Sammlung aus. Um die nötige Kraft aufzubringen, wird der Körper stabilisiert, zentriert und auf das Ziel ausgerichtet. Aus der Mitte heraus abgeschossen, findet der Pfeil scheinbar absichtslos sein Ziel.

Die folgenden Übungen laden Sie ein, über achtsame Bewegungen zur Ruhe und in eine entspannte, aufgerichtete Haltung zu kommen.

Für das Kennenlernen der **5. Brokatübung** können Sie sich vom Bogenschießen inspirieren lassen, um sich zu sammeln und das Herz zu beruhigen.

»Der Drache spannt den Himmelsbogen«

› Nehmen Sie die Grundhaltung im Sitzen ein, Hände in der Mondhaltung. Lassen Sie sich beim Hinsetzen genügend Zeit, um sich nach unten zu verwurzeln und bewusst zum Himmel zu wachsen. Ein Moment der Stille hilft Ihnen, sich auf die Übung einzustellen.

Als Zeichen der Bereitschaft ballen Sie die Hände zu lockeren Fäusten und heben sie in einem Bogen vor die Brust. So schließt sich ein »Kreis« vor dem Körper, den Sie in Ihrer Vorstellung mit Ihrem Atem füllen können. Mit dem Einatmen können Sie sich in alle Richtungen etwas ausdehnen und mit dem Ausatmen wieder in Ihre Mitte zurückziehen.

Aus der Mitte heraus drehen Sie nun den Kopf nach links. Gleichzeitig streckt sich der linke Arm (Bogen) nach links und der rechte angewinkelt nach rechts (Sehne), als wollten Sie einen Bogen spannen. Dabei werden beide Zeigefinger gestreckt, die linke Handwurzel aufgestellt. Der Blick geht unbestimmt über den aufgerichteten Zeigefinger der linken Hand in die Ferne.

Welches Maß an Spannung tut Ihnen gut? Wenn Sie darauf achten, das Gefühl für die eigene Mitte zu bewahren, werden Sie den Bogen nicht »überspannen«.

Lösen Sie die Spannung auf, indem Sie nun die Arme wieder vor die Brust zurückgleiten lassen und lockere Fäuste bilden. Nach einem kurzen Moment der Stille können Sie den Bogen zur anderen Seite spannen.

Danach sinken die Hände wieder in die Mondhaltung. Sie können das Bogenspannen noch mehrere Male wiederholen. ‹

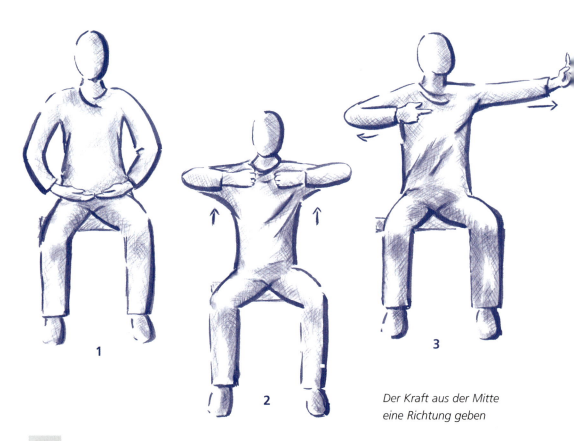

Der Kraft aus der Mitte eine Richtung geben

Ü Die Wirbelsäule verwöhnen

Vielleicht haben Sie ab und zu die Möglichkeit, mit einer Partnerin zu üben. Gemeinsam können Sie in der folgenden Übung erleben, wie es ist, wenn sich die Wirbelsäule durch sanftes Dehnen in beide Richtungen aufspannt. Auf dem Boden lässt sich die Wirbelsäule mit Hilfe eines Handtuches verwöhnen. Dabei können Sie ein Gefühl dafür entwickeln, wie Aufrichtung durch Dehnung sein kann.

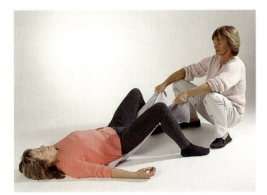

Den Rücken entspannen

❯ Legen Sie sich mit dem Rücken auf den Boden, mit dem Becken auf ein körperbreit ausgelegtes Handtuch. Beide Füße werden neben das Handtuch gestellt, die Fußsohlen am Boden und die Knie angewinkelt. Lassen Sie sich nun etwas Zeit, um im Liegen zu entspannen und den Körper und seine Kontaktpunkte zur Unterlage zu erspüren.

Ihre Partnerin begibt sich zu den Füßen, greift das Handtuch und zieht es langsam unter Ihrem Körper weg. Durch das Gewicht des Körpers wird der untere Bereich der Wirbelsäule gedehnt und auf Zug gespannt. (Falls der Untergrund rutschig ist und das Herausziehen behindert, können Sie sich mit den Armen ein wenig am Boden halten).

Als Nächstes nimmt Ihre Partnerin Ihren Kopf in beide Hände und übt mit viel Gefühl einen vorsichtigen Zug in die Verlängerung der Halswirbelsäule aus, so dass für Sie das Dehnungsgefühl auch nach dem Lösen der Hände noch spürbar bleibt.

Zum Abschluss kann Ihre Partnerin noch die Körperseiten dehnen. Dazu greift sie mit beiden Händen seitlich jeweils unter die linke und rechte Seite Ihres Körpers und streicht mehrfach mit ein wenig Druck nach außen (angefangen beim Becken bis hin zu den Schulterblättern).

Auch die Arme werden noch einmal in die Länge gedehnt. Dazu wird jeweils ein Arm leicht angehoben und ein wenig lang gezogen. Beim Ablegen der Arme sollte darauf geachtet werden, dass ein sanfter Zug erhalten bleibt. Dadurch kann für Sie ein Gefühl von Weite entstehen.

Lassen Sie sich Zeit zum Nachspüren. »Speichern« Sie das positive Körpergefühl, das die Dehnung der Wirbelsäule in Ihnen ausgelöst hat. ❮

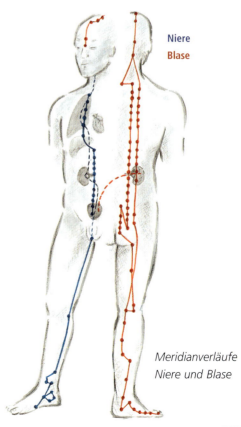

Niere
Blase

Meridianverläufe Niere und Blase

Sich aufrichten

Das sanfte Dehnen der Wirbelsäule fördert unter anderem den Qi-Fluss auf dem Blasenmeridian, der über den Rücken links und rechts der Wirbelsäule entlang nach unten führt. Der Funktionskreis Blase-Niere wird aktiviert.

**Der Funktionskreis
Blase (Yang) – Niere (Yin)**
Der Funktionskreis Blase – Niere sorgt für die Ausscheidung unreiner Körperflüssigkeiten. Zusätzlich wird die »Niere« in der Traditionellen Chinesischen Medizin oft als »Wurzel des Lebens« bezeichnet, die Geburt, Wachstum, Entwicklung und Fortpflanzung »regiert«. Die Willenskraft und die Fähigkeit, ausdauernd zu arbeiten, hängen vom Zustand der »Niere« ab.

Obwohl die »Niere« dem Element Wasser zugeordnet wird, ist sie doch auch die Quelle des »Körperfeuers«, das sich über das **»Tor des Lebens«** im Körper verteilt *(siehe Seite 63)*.

Zhang Jie-Bin (1563–1640) schreibt dazu: »Das Tor des Lebens ist das Organ des Wassers und des Feuers, es ist die Residenz von Yin und Yang, das Meer der Essenz, und es bestimmt Leben und Tod.«

Ist das »Lebensfeuer« nur spärlich vorhanden oder blockiert, dann werden die Beweglichkeit und die Belastbarkeit des unteren Rückens beeinflusst. Auch wenn »etwas im Kreuz« sitzt, kann die Lebenskraft blockiert sein und der Rücken schmerzen.

Dehnungsübung für Blasen- und Nierenmeridian

❯ Am intensivsten ist diese Übung, wenn Sie als Grundhaltung den Fersenschlussstand einnehmen *(siehe Seite 65)*. Falls Ihnen die Dehnung zu stark wird, bietet sich der schulterbreite Stand als Alternative an. Zu Beginn werden die Hände vor dem Körper zu einer Schale gefaltet, als wollten Sie eine Räuberleiter machen.

Beide Arme gleiten dann nach vorne und oben bis über »Baihui« *(siehe Seite 75)*, die Handflächen wenden sich dabei zum Himmel. Dehnen Sie von unten nach oben, als wollten Sie den Himmel stützen, bis Sie eine Dehnung von den Fußsohlen bis zu den Händen wahrnehmen.

Neigen Sie dann den Rumpf nach vorne und führen Sie die gestreckten Arme nach unten. Die Handflächen weisen zum Boden. Wenn Sie dabei auch die Knie gestreckt lassen, entsteht eine intensive Dehnung im unteren Rücken und an der Rückseite der Beine, die Ihnen aber immer noch angenehm sein sollte. Weniger Spannung kann oftmals mehr bewirken.

Wenn Sie zum Aufrichten zuerst etwas in den Kniegelenken nachgeben, können Sie sich in einer wellenförmigen Bewegung Wirbel für Wirbel wieder nach oben rollen. Dabei drehen sich die Hände und bilden erneut eine Schale.

Wenn Sie möchten, können Sie diese Übung noch mehrmals wiederholen. ❮

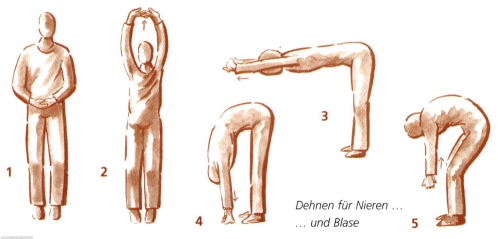

Dehnen für Nieren … … und Blase

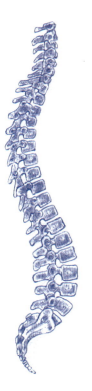

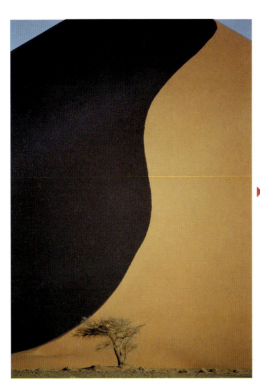

Bewegung schafft Struktur

Tipp für den Alltag
▶ Das Lösen des Rückens im Stehen erleichtert die Atmung und entlastet die Wirbelsäule. Um ein Gefühl für einen guten »Halt« im Rücken zu entwickeln, können Sie diese Übung vor jeder schweren Arbeit machen, z. B. wenn Sie etwas Schweres heben wollen.

Die Doppel-S-Form der menschlichen Wirbelsäule weist auf ein grundlegendes Bewegungsprinzip in der Natur hin: die Welle.

Nicht immer ist die »Aufrichtungswelle« der Wirbelsäule so spürbar wie beim Hochrollen nach der Dehnung des Blasenmeridians. Doch schon jede kleine Gewichtsverlagerung reicht aus, um eine Kette von muskulären Reaktionen in Wellenform auszulösen.

Ü Der Schwerkraft nachgeben

Wenn Sie Ihren unteren Rücken im Stehen dehnen möchten, reicht es, der Schwerkraft nachzugeben und die Spannung im Rücken loszulassen.

❯ Nehmen Sie die Grundhaltung im Stehen ein *(siehe Seite 13)*. Beugen Sie sich leicht nach vorne und stützen Sie sich mit den Händen auf den Oberschenkeln ab, um den Rücken zu entlasten. Lassen Sie nun durch das Gewicht des Beckens den Rücken lang werden.

Ist die Dehnung für Sie angenehm? Kann der Atem ruhig fließen? Vielleicht haben Sie auch Lust, das Becken ein wenig kreisen zu lassen? Wenn Sie dabei bewusst den Nacken und die Schulterpartie weich werden lassen, können Sie das Schwingen der Wirbelsäule besser wahrnehmen. ◀

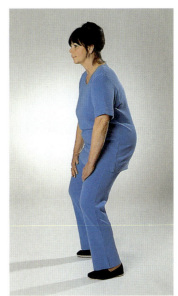

Den Rücken entlasten

Sich aufrichten 73

Ü »Bewegtes Stehen«

Das Stehen wird im Qigong oft als »Sitzen in der Luft« bezeichnet. Es ist ein dynamisches Geschehen, das ständig zwischen »in die Wolken setzen« und »zum Himmel wachsen« hin- und herpendelt.

Die Übung »Bewegtes Stehen« wirkt in einer besonderen Weise auf den Qi-Haushalt. Durch sie werden wichtige Tore des Qi aktiviert: die »sprudelnden Quellen«, das »Tor des Lebens« und alle so genannten »Zustimmungspunkte« auf dem Blasenmeridian, über die eine direkte energetische Verbindung zu den Organen besteht. So stärkt die äußere Bewegung auch innere Organfunktionen.

Ihr Gewicht nach vorne verlagern, den Streckreflex, um sich von unten her, Gelenk für Gelenk, zu strecken und »zum Himmel zu wachsen«.

Lassen Sie die Bewegung nach oben ausklingen und geben Sie wiederum von unten her Gelenk für Gelenk (Fuß-, Knie-, Hüftgelenke, Rücken) nach, als wollten Sie sich vorsichtig »in die Wolken« setzen.

Das »Wachsen« und »Sinken« kann allmählich immer kleiner werden, bis Sie ganz gemütlich in der Luft »sitzen«.

Wie stehen Sie nun? Spüren Sie der Übung noch etwas nach. ◀

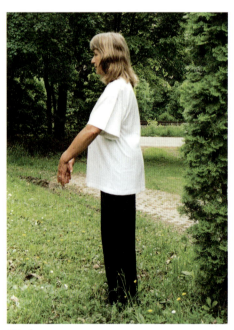

Wachsen ...

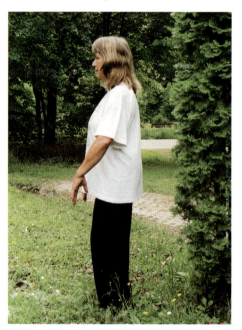

... und sinken

Allein durch das Stehen lässt sich die Meisterschaft im Qigong erreichen.
Qigong Überweisheit

▶ Nehmen Sie die Grundhaltung im Stehen ein *(siehe Seite 13)*. Erspüren Sie über die Füße den Kontakt zum Boden und verlagern Sie Ihr Gewicht mehrmals zwischen den Fußballen und den Fersen hin und her. Nutzen Sie, wenn Sie

Tipp für den Alltag
▶ Auch das »Bewegte Stehen« ist eine Alltagsübung. An der Supermarktkasse, an der Bushaltestelle, beim Ausstellungsbesuch – ständig gibt es Gelegenheiten, die positiven Auswirkungen einer lebendigen Haltung auf das Allgemeinbefinden zu erleben.

Ü »Kleiner Energiekreislauf: Die Elsternbrücke schließen«

Wenn Ihnen das »Bewegte Stehen« vertraut geworden ist, können Sie die Übung durch das »Schließen« des »kleinen Energiekreislaufes« noch intensiver gestalten.

Aus der Sicht der Traditionellen Chinesischen Medizin ist die Aktivierung dieses Kreislaufs eine Quelle der Lebenskraft und Vitalität. Der »kleine Energiekreislauf« wird auch der »kleine himmlische Kreislauf« genannt, da er den Embryo versorgt, bevor die 12 Hauptmeridiane (die Sie beim »Meridiane-Klopfen« kennen gelernt haben) ihre Funktionen aufnehmen.

Zwei Sondermeridiane bilden den kleinen Energiekreislauf. Der Haupt-Yang-Meridian (Lenkergefäß) entspringt in dem Punkt »Tiefstes Yin« (Huiyin – Beckenboden). Er steigt die Wirbel-

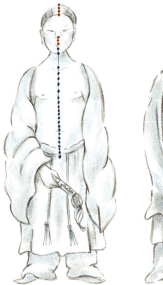

Dienergefäß   *Lenkergefäß*

säule hinten hinauf bis zum höchsten Punkt des Kopfes (»Ort der hundert Treffen« – Baihui), verläuft weiter zur Vorderseite und endet unter der Oberlippe auf dem Zahnfleisch. In Huiyin entspringt auch der Haupt-Yin-Meridian (Dienergefäß). Von dort steigt er an der Vorderseite hinauf bis zu einer Vertiefung unterhalb der Unterlippe.

Um eine Verbindung zwischen Du-Mai und Ren-Mai herzustellen, muss die »Elsternbrücke« geschlossen werden. Dies geschieht durch die Zunge, die locker am Gaumen hinter den oberen Vorderzähnen angelegt wird.

Der »kleine Energiekreislauf« wird dann beim »bewegten Stehen« durch das Schwingen der Wirbelsäule ganz natürlich aktiviert. Beim Wachsen kann das Qi hinten nach oben und durch das »In-die-Wolken-Setzen« vorne nach unten und in die Mitte fließen.

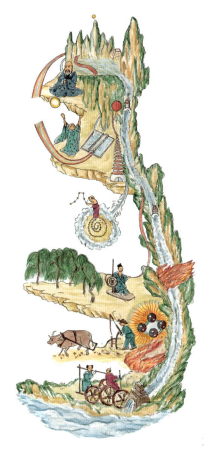

Bildhafte Darstellung der Hauptenergiezentren und des »kleinen Energiekreislaufs«

Sich aufrichten

❯ Wenn Sie in einer bequemen Grundhaltung stehen oder sitzen und zur Ruhe gekommen sind, können Sie Ihre ganze Aufmerksamkeit auf Ihr Gesicht und vor allem auf die Mundpartie richten.

Wie ent- oder gespannt fühlt sich Ihr Gesicht an? Halten Sie die Kiefergelenke fest oder kann der Unterkiefer bei geschlossenem Mund locker hängen? Kann die Zunge entspannt im Mund liegen? Wie ist Ihre allgemeine Grundstimmung?

Wenn Sie den Mund leicht öffnen, können Sie mit Zeige- und Mittelfinger die Muskeln über Ihren Kiefergelenken sanft massieren. Vielleicht möchten Sie dabei den Unterkiefer sanft hin und her bewegen und betont ausatmen.

Richten Sie nun Ihre Aufmerksamkeit auf die Zunge. Liegt die Zungenspitze schon locker am oberen Gaumen? Bei jedem Lächeln legt sie sich von selbst dorthin. Dadurch ist die »Elsternbrücke« gebaut und der »kleine himmlische Kreislauf« geschlossen.

Mit der Zeit werden Sie feststellen, dass sich durch den Zungenschluss beim Üben vermehrt Speichel bildet. Dieser ist nach Vorstellung der Traditionellen Chinesischen Medizin besonders wertvoll. Er wird deshalb als »Goldwasser« oder »Tau des Himmels« bezeichnet. Wenn Sie schlucken müssen, können Sie sich vorstellen, wie dieses »Goldwasser« nach unten fließt und Dantian füllt.

Vielleicht möchten Sie jetzt noch einmal das »Bewegte Stehen« üben. Stellen Sie sich dabei vor, dass die Energie nun frei im Körper kreisen kann. ❮

Tipp für den Alltag
▶ Wenn Sie sich wieder einmal durch etwas »durchbeißen« müssen, können Ihnen das »Innere Lächeln« und das entspannte Schließen der »Elsternbrücke« helfen, die eigene Mitte immer wieder zu spüren und neue Kraft zu sammeln.

Warum die Elsternbrücke »Elsternbrücke« heißt

Eine alte chinesische Legende erzählt von einer Prinzessin und einem Prinzen, die sich unsterblich ineinander verliebt hatten. Da die beiden benachbarten Königreiche in Unfrieden miteinander lebten, waren die Eltern gegen die Verbindung.

Ein großer Fluss wurde so umgeleitet, dass er genau zwischen den beiden Königshäusern hindurch strömte. Jetzt konnten sich die beiden Verliebten nicht einmal mehr heimlich treffen.

Beide wurden ganz krank vor Kummer und verweigerten jegliche Nahrung. Es war absehbar, dass sie bald sterben würden. Doch die hartherzigen Eltern hatten kein Mitleid. Nur die Tiere erbarmten sich der Liebenden.

Die Elstern versammelten sich jeden Abend am Fluss, bildeten eine Kette und breiteten ihre Schwingen aus. Über diese »Elsternbrücke« überquerte die Prinzessin (Yin) den Fluss und fiel ihrem Liebsten (Yang) in die Arme. An jedem Morgen musste sie über die »Elsternbrücke« wieder zurück und verbrachte den Tag in Vorfreude auf den nächsten Abend.

Ausblick

Das nächste Kapitel wird Sie noch mehr in Bewegung bringen. Sie lernen die Wirbelsäule als Drehachse kennen und »schwingen« um die eigene Mitte. Außerdem erhalten Sie viele Anregungen, wie Sie immer wieder neuen Schwung entwickeln können.

In Schwung
bleiben

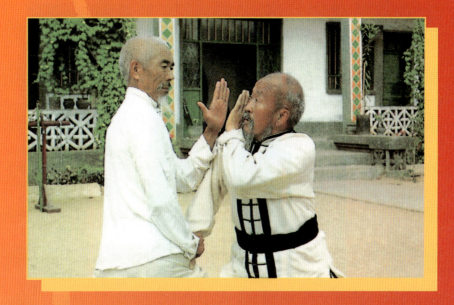

*»Nachgeben« lernen
ist die Kunst,
auch im Alter
in Schwung zu bleiben.*

Die Wirbelsäule als Drehachse

In den letzten beiden Kapiteln haben Sie bereits erleben können, wie mühelos das Stehen sein kann, wenn die Wirbelsäule und damit Ihr ganzer Körper (mit)schwingt.

Die folgenden Übungen lassen die Wirbelsäule nicht allein als stabile Mittelachse des Körpers, sondern auch als bewegliche Drehachse erfahrbar werden. So können Schwung und Bewegung aus der Mitte heraus entstehen, die inneren Quellen für Schwung, Dynamik und Rhythmus können sprudeln und neu gewonnene Lebendigkeit fließt in die Bewegungen des Alltags ein.

Ein Besuch im chinesischen Zirkus

In vielen großen Städten gibt es mittlerweile die Möglichkeit, die chinesische Zirkustradition kennen zu lernen. Eine reiche Tradition an Artistik, Akrobatik und atemberaubenden Balanceakten wird in jeder Vorstellung lebendig.
Geschmeidig, elegant und mit großem akrobatischen Geschick bewegen sich die chinesischen Künstler und Künstlerinnen. Die fremdartige Musik, die farbigen Lichter und die mitreißenden Vorführungen nehmen die Sinne gefangen.

Besonders Kinder lassen sich von der bunten Zirkuswelt beeindrucken, da in ihnen selbst kleine Artisten stecken, die gerne zeigen, was sie können: wippen, schaukeln und freihändig Rad fahren. Mit der Zeit denken sie sich immer tollere »Kunststücke« aus.

Kinder lieben alles, was schwingt und sie in Schwung bringt. Wenn keine Schaukel oder Wippe in der Nähe sind, kugeln sie vielleicht vor lauter Übermut einen Hügel hinunter oder drehen sich wie ein Kreisel.

Können Sie sich noch an die Empfindung erinnern, wie es war, mit geschlossenen Augen auf einer Sommerwiese zu stehen und sich mit weit ausgebreiteten Armen immer schneller um die eigene Achse zu drehen?

It don't mean a thing, if it ain't got that swing.
Duke Ellington, Jazzmusiker

Ü Schwingen um die Mitte

❯ Eine einfache Möglichkeit, in Schwung zu kommen, ist das Schwingen um die eigene Mitte.

Das Einnehmen der inneren (»Inneres Lächeln«) und der äußeren (schulterbreites Stehen) Grundhaltung über das Wachsen und Sinken *(siehe Seite 74 f.)* ist Ihnen bestimmt schon vertraut geworden. Betonen Sie für diese Übung besonders das »In-die-Wolken-Setzen«. So kann sich das Becken stabilisieren und der Kopf auf der aufgerichteten Wirbelsäule ausbalanciert werden.

Können Sie jetzt Ihren Schwerpunkt im Unterbauch und Ihre innere Achse, die Wirbelsäule, spüren?

Wenn Sie Ihre Mitte deutlich wahrnehmen, können Sie beginnen, um die eigene Achse zu schwingen. Die entspannten Arme schwingen dabei locker mit. Das Gewicht bleibt in der Mitte. Wenn Sie das Prinzip »unten fest und oben leicht« beherzigen, wird es Ihnen leicht fallen, einen festen Stand zu bewahren.

Mit der Zeit können Sie die Bewegung größer werden lassen.

In welchem Bereich der Wirbelsäule ist die Drehbeweglichkeit am größten? Spüren Sie, wie sich über das wechselseitige Dehnen nach links und rechts Räume für den Atem öffnen?

Lassen Sie nach einer Weile die Bewegung kleiner und immer feiner werden. Sie können sich dabei vorstellen, dass alle Wirbelgelenke sanft bewegt und selbst die kleinsten Muskeln entlang der Wirbelsäule wieder elastisch und geschmeidig werden. Spüren Sie diese feinen Bewegungen um die Wirbelsäule herum? Abschließend können Sie sich wieder in der Mitte einpendeln und die Übung in der Ruhe nach-»schwingen« lassen. ❮

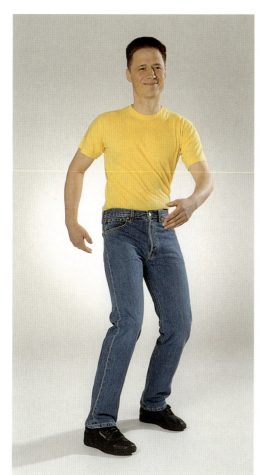

Schwingen gibt Schwung

Genau genommen, lässt sich das Schwingen um die eigene Achse bei jedem Schritt erleben. Denn ohne die Fähigkeit der Wirbelsäule, sich durch Verschraubung zu stabilisieren, wäre das aufrechte Gehen unmöglich. Das können Sie am besten erleben, wenn Sie gemütlich schlendern.

Tipp für den Alltag
▶ Die größte Drehbeweglichkeit zur Seite haben die Wirbel der aufgerichteten Brustwirbelsäule. Wenn Sie sich das nächste Mal beim Einparken Ihres Autos umdrehen müssen, können Sie bewusst Ihre Brustwirbelsäule aufrichten und um die eigene Mitte drehen. So wird der Nacken weniger belastet und die Atmung vertieft.

Schlendern in Beijing

Benommen vom langen Flug steigt die Reisende ins Taxi. Am Hotel angekommen, versorgt sie das Gepäck und geht danach ein wenig an die frische Luft. Noch ganz im Reisestress, geht es zielstrebig geradeaus.

Doch da hört sie eine wunderschöne, fremde Musik aus einem der Fenster. Appetitliche Gerüche der am Straßenrand aufgebauten Garküchen steigen ihr in die Nase. Langsam wird ihr bewusst, dass sie endlich angekommen ist. Beschwingt von der Musik lässt sie sich treiben. Ihr Schritt belebt sich und die Gedanken werden fröhlicher.

Die schwingende Bewegung vergrößert ihr Gesichtsfeld – neue Eindrücke erfreuen ihr Auge. Die Auslage eines Obststandes lädt zu einem kurzen Verweilen ein. Mit frischen Früchten in der Hand schlendert sie gemütlich und gut gelaunt zum Hotel zurück.

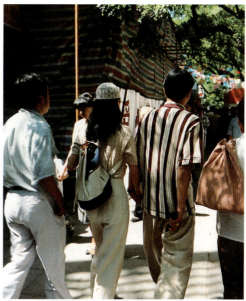

Gehen und die Sinne öffnen

Tipp für den Alltag
▶ Ab und zu den Müßig»gang« pflegen und gemütlich schlendern: Das inspiriert und gibt neuen Schwung.

Ü Gehen im Qigong: »Der Drache schwimmt in der Luft«

Das Gehen ist eine der grundlegendsten Bewegungsformen. Schon Neugeborene können reflexartig schreiten, wenn sie vorsichtig aufrecht gehalten werden und ein Bein die Unterlage berührt. Ein sanfter Druck reicht aus, um eine kraftvolle Streckung des Standbeines, bei gleichzeitigem Anziehen des Spielbeines, zu bewirken. Es ist verblüffend zu beobachten, wie das Baby ein Bein vor das andere setzt und vorwärts schreitet.

Aus dem Grundmuster des Gehens lassen sich viele Bewegungsmöglichkeiten des Menschen entwickeln. In der Traditionellen Chinesischen Medizin hat das Üben des Gehens einen hohen Stellenwert. Im Qigong wurden viele Formen entwickelt.

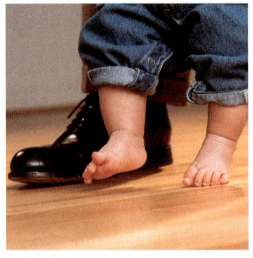

Wohin des Wegs?

Intensives Gehen fördert besonders die Beweglichkeit des Brustkorbes. Es unterstützt die Atmung und trainiert das Herz-Kreislauf-System, ähnlich einem moderaten Jogging. Wenn Sie möchten, können Sie jetzt eine besonders belebende Form des Gehens kennen lernen.

❯ Begeben Sie sich in die Grundhaltung im Stehen *(siehe Seite 13)* und beginnen Sie mit dem »Schwingen um die Mitte« *(siehe Seite 78)*.

Wenn Sie etwas in Schwung gekommen sind, können Sie mit den Armen in der Luft »schwimmen«. Dabei ziehen die Hände Achten durch die Luft.

Beim Schwingen der Arme führen immer die Handflächen. Wenn Ihnen die Achterbewegung schwer fällt, können Sie sie z. B. in einem Schwimmbad mit Hilfe des Wasserwiderstandes (immer an den Handflächen) erproben.

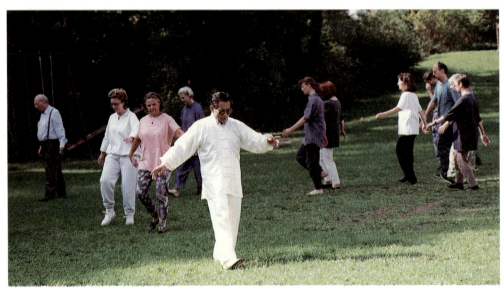

Gehend geht es besser

Sobald Ihnen das »Schwimmen« in der Luft keine Schwierigkeiten mehr bereitet, können Sie, wenn die rechte Hand nach vorne schwingt, das Gewicht zum rechten Bein verlagern und umgekehrt.

Gelingt Ihnen auch das, können Sie bei der Gewichtsverlagerung das jeweils freie Bein nach vorne setzen.

Schlendern Sie gemütlich im Raum herum und stellen Sie sich vor, dass Sie wie ein Drache in der Luft schwimmen und die Gegend betrachten. ❮

Laufwunder Mensch

Das Schwingen um die Mitte belebt beim Gehen und gibt den Blick frei auf die Umgebung. Geht der »Blick« dabei auch nach innen, lässt sich der Zusammenhang zwischen Bewegung und Atem erfahren.

Für uns ist es ganz selbstverständlich, dass unser Atemrhythmus relativ unabhängig von der Schrittgeschwindigkeit ist. Wir können bei gleichem Tempo langsamer oder schneller, tiefer oder oberflächlicher atmen. Diese »Atemfreiheit« ist in der Natur nicht selbstverständlich.

Selbst bei einem so ausgesprochenen Lauftier wie dem Pferd ist der Atemrhythmus im Galopp 1:1 festgelegt: d. h., wenn sich das Pferd streckt, atmet es unwillkürlich ein, krümmt es sich zusammen, atmet es aus.

Die Entkopplung von Atem- und Bewegungsrhythmus macht den Menschen zu einem außergewöhnlich guten Läufer. Sie wird ermöglicht durch die Fähigkeit der menschlichen Wirbelsäule, sich aufzurichten und zu verschrauben.

Beobachten Sie nur einmal einen Sprinter im vollen Lauf. Sein Rumpf schwingt abwechselnd etwas nach links und rechts. Die Arme unterstützen und erhöhen den Schwung, indem sie sich gegengleich zu den Füßen bewegen. Auf

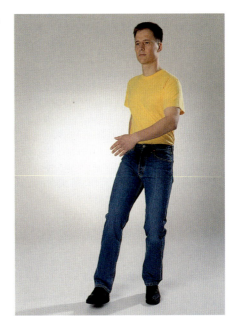

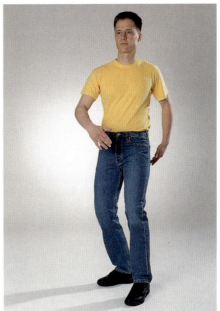

In der Luft schwimmen

der Sprungbeinseite wird der Brustkorb weit geöffnet und in die Länge gedehnt. Dadurch kommt es zur Einatmung. Auf der anderen Seite schließt sich der Brustkorb und die Rippen kommen eng zusammen. So bleibt bei jedem Lauftempo gewährleistet, dass immer eine Lungenhälfte gut belüftet wird.

Das Herz-Kreislauf-System

Die muskuläre Aktivität beim schwungvollen und rhythmischen Gehen unterstützt nicht nur die Atmung, sondern auch die Blutzirkulation. Das Herz pumpt das mit Sauerstoff angereicherte Blut in den großen Kreislauf und versorgt so den ganzen Organismus. Sauerstoffarmes Blut wird über die Venen zum Herzen zurückgeleitet und gelangt von dort in den kleinen Kreislauf zu den Lungen. Dort wird es wieder mit Sauerstoff angereichert, fließt zum Herzen zurück und erneut in den großen Kreislauf.

Ein Gradmesser für die Stabilität des Herz-Kreislauf-Systems ist der Blutdruck. Ist er zu hoch oder zu niedrig, hat dies Folgen für das Wohlbefinden. Schwindel, Übelkeit, Erregbarkeit und ein roter Kopf können auf einen erhöhten Blutdruck hinweisen. Schwäche, das Gefühl, nicht leistungsfähig zu sein, und ein blasses Gesicht deuten eher auf einen niedrigen Blutdruck.

In der Traditionellen Chinesischen Medizin gibt es viele praktische Maßnahmen, die darauf abzielen, das Herz-Kreislauf-System zu stärken und zu stabilisieren. Ähnlich wie in der Kneipp-Lehre werden starke klimatische Reize und die Wirkung kalter Güsse genutzt, um den Kreislauf zu beleben und den Körper widerstandsfähiger zu machen. Die gezielte Stimulation von Akupressurpunkten kommt genauso zur Anwendung wie rhythmische und belebende Bewegungsformen aus dem Bereich des Wushu, Taijiquan und Qigong (z. B. das Gehen).

> **Tipp zum Üben**
> ▸ Wenn Sie eher einen zu niedrigen Blutdruck haben, z. B. am Morgen, betonen Sie generell die Aufwärtsbewegungen und lassen Sie den Blick eher oben.
> Ist Ihr Blutdruck tendenziell zu hoch, betonen Sie die Abwärtsbewegungen und lassen Sie den Blick eher unten.

Funktionskreis Kreislauf- (Herzbeutel-) (Yin) und 3-Erwärmermeridian (Yang)

Der Funktionskreis Kreislauf/3-Erwärmer wird häufig als »ministerielles Feuer« bezeichnet, vielleicht weil der Herzbeutel dem Herzen »dient« wie ein guter Minister seinem Kaiser. Zusammen mit dem Funktionskreis Herz/Dünndarm, dem »kaiserlichen Feuer«, wird er dem Element Feuer *(siehe S. 63)* zugeordnet.

Mit dem »3-Erwärmer« sind die drei unterschiedlich »warmen« Bereiche des Rumpfes gemeint. Aus der Sicht der Traditionellen Chinesischen Medizin besteht der obere Erwärmer aus Lunge und Herz, der mittlere aus Magen und Milz und der untere aus Niere, Blase und Darm. Der »3-Erwärmer« sorgt für den Transport, die Umwandlung und die Ausscheidung von Nahrung und Flüssigkeiten. Somit ist er die Basis für die richtige Verteilung von Qi und Blut.

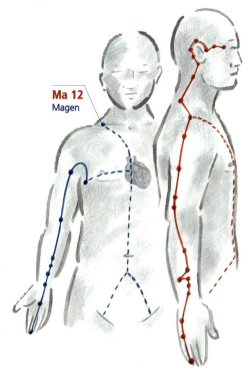

Meridianverläufe Kreislauf und 3-Erwärmer

Dehnungsübung für Kreislauf- und 3-Erwärmermeridian

Mit dieser Meridiandehnungsübung und ausgewählten Akupressuranwendungen aktivieren Sie beide Meridiane und lernen deren Verlauf kennen.

❯ Um beide Meridiane über ein sanftes Dehnen zu aktivieren, nehmen Sie eine schulterbreite Grundhaltung ein und bringen die Hände in die Mondhaltung.

Wenn Sie das Gewicht ein wenig nach vorne verlagern, gleiten die Hände auseinander, als würden Sie Seidenfäden auseinanderziehen. Mit dem »Zum-Himmel-Wachsen« des Körpers heben Sie die Arme seitlich bis auf Schulterhöhe.

Richten Sie beim »In-die-Wolken-Setzen« die Handflächen auf und spannen Sie sich achtsam nach außen.

In dieser Position können Sie einige Atemzüge verweilen. Beim Einatmen werden alle Gelenke und der Brustraum weit und Sie können den Horizont »berühren«. Beim Ausatmen lassen Sie sich wieder in Ihrer Mitte nieder. Manches, was Ihr Herz bedrückt, kann jetzt abfließen.

Nach dem Auskosten der Dehnung sinken die Arme nach unten und kreuzen vor dem Körper, als würden Sie einen Ball bzw. die Erde umarmen. Wenn Sie dabei den Oberkörper ein wenig neigen, öffnen Sie gleichzeitig auch noch das Tor des Lebens *(siehe Seite 63)*.

Spielen Sie mit dieser Dehnposition. Mit dem Einatmen weiten Sie sich, als würde durch Ihren Atem der »Ball« aufgepumpt. Durch das Ausatmen sammeln Sie sich nach innen, als würde er wieder an Luft verlieren.

Lösen Sie nun die Spannung und lassen Sie die Hände wieder in die Mondhaltung gleiten.

Wenn Sie wollen, können Sie die Übung noch einige Male wiederholen. ❮

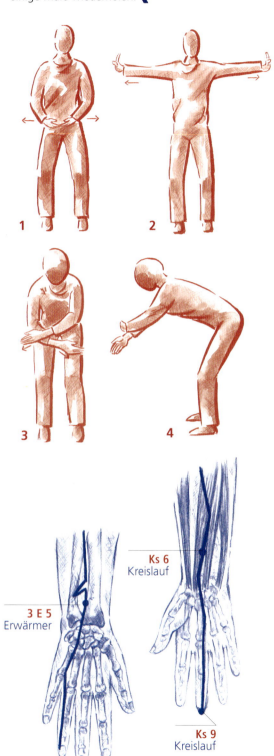

In Schwung bleiben

A **Akupressur »Zentraler Ansturm«**
(Kreislauf 9, Zhongchong)

Bei spontaner Kreislaufschwäche, Schwindel bis hin zur Ohnmacht, kann das rhythmische »Pressieren« von Kreislauf 9 auf der Mittelfingerkuppe mit dem Daumennagel zur Stabilisierung beitragen.

A **Akupressur »Äußeres und inneres Tor«**
(Kreislauf 6, Neiguan), (3-Erwärmer 5, Waiquan)

Sie finden diese Akupressurpunkte am Unterarm, wenn Sie vom Handgelenk aus drei Fingerbreit Richtung Ellbogen zwischen Elle und Speiche tasten. Sie liegen sich genau gegenüber, das innere Tor an der Innen- und das äußere Tor an der Außenseite des Armes. Am einfachsten aktivieren Sie sie, wenn Sie mit der freien Hand den Unterarm zwischen Elle und Speiche ausstreichen. Zum Abschluss können Sie mit Zeige- und Mittelfinger beide Punkte greifen und kreisförmig massieren.

> **Tipp für den Alltag**
> Bei einem Ausstellungs- oder Konzertbesuch wird der Kreislauf durch langes Stehen und das Atmen verbrauchter Luft stark belastet. Sollte Ihnen dabei einmal schlecht werden, können Sie sowohl Kreislauf 9 aktivieren als auch das »äußere« und das »innere Tor« massieren. Auf vielen Flughäfen sind heute schon Akupressur-Armbänder gegen Reiseübelkeit erhältlich, die mit Hilfe von Gumminoppen das »äußere« und das »innere« Tor aktivieren helfen.

Auch die **6. Brokatübung** regt das Herz-Kreislauf-System an und aktiviert den Qi-Fluss. Sie belebt, macht beweglich, kräftigt erschlaffte Bauchmuskeln und dehnt verspannte Rücken- und Beinmuskeln.

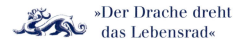 **»Der Drache dreht das Lebensrad«**

❯ Die Grundhaltung für diese Übung ist der so genannte Langsitz. Dazu setzen Sie sich mit ausgestreckten Beinen auf den Boden. Wenn Sie lieber auf einem Stuhl sitzend üben wollen, achten Sie darauf, dass er sicher steht.

Strecken Sie die Beine nach vorne, setzen Sie die Fersen fest auf und ziehen Sie die Zehen an.

Sollte Ihnen die Dehnung, die dabei entsteht, am Anfang noch Schmerzen bereiten, gehen Sie bitte immer nur bis an die Schmerzgrenze.

Jetzt strecken Sie die Arme locker nach vorne aus, so dass sich die Handflächen etwa in Brusthöhe gegenüber stehen. Greifen Sie mit den Fingern in die Speichen eines imaginären Rades. Mit dem Ausatmen können Sie das Lebensrad nach vorne unten und mit dem Einatmen nach hinten oben drehen.

Rollen Sie beim Zurückgleiten zuerst hinter die Sitzbeine, damit Sie Wirbel für Wirbel abrollen können. So entlasten Sie Ihre Lendenwirbelsäule und runden etwas Ihren unteren Rücken. Spüren Sie, wie dann die Bauchmuskeln halten müssen? Mit der Zeit können sie so gekräftigt werden.

Bei der Aufwärtsbewegung wird der Rücken wieder aufgerichtet.

Wenn Sie sich nun wieder nach vorne neigen, dann rollen Sie über die Sitzbeine, so als wollten Sie Ihren Bauch auf die Oberschenkel legen. Nehmen Sie jetzt die Dehnung der Rückenmuskeln und der Beinrückseiten wahr?

Nach einigen Wiederholungen können Sie die Bewegungsrichtung umkehren. ❮

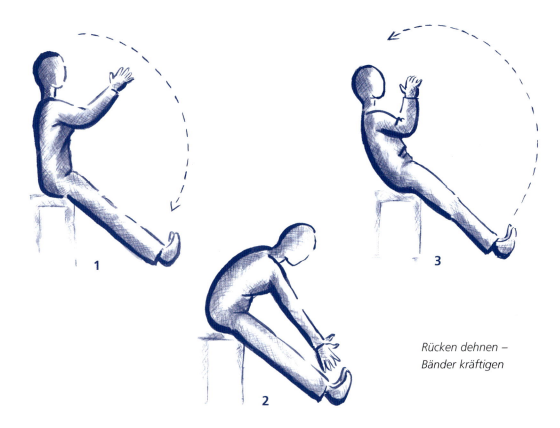

Rücken dehnen – Bänder kräftigen

Tipp zum Üben

▶ Wenn Sie bei dieser Übung bewusst darauf achten, über die Sitzbeine vor- und zurückzupendeln und im unteren Rücken nachzugeben, wird Ihnen das helfen, ein Hohlkreuz zu vermeiden und das »Tor des Lebens« *(siehe Seite 63)* zu öffnen. Einen Rundrücken im Brustwirbelbereich vermeiden Sie, wenn Sie die ganze Zeit das Weitegefühl im Brustbereich nicht verlieren und sich innerlich aufgerichtet halten. Gehen Sie nur so weit in die Dehnung, wie es Ihre momentane Befindlichkeit zulässt. Wenn Sie gepresst und unruhig atmen, setzen Sie wahrscheinlich zu viel Kraft ein. Wenn das »Innere Lächeln« noch leicht fällt, dann können Sie ganz sicher sein, dass es nicht zu viel ist, denn es macht sensibel für körperliche Warnsignale und unnötigen Ehrgeiz.

»Lebensverlängernd« üben

Der Wunsch nach der Verlängerung der eigenen Lebenszeit, ja sogar das Streben nach Unsterblichkeit, hat im alten China viele Menschen beschäftigt. Manche versuchten es mit der Alchemie und waren auf der Suche nach der Zusammensetzung der »Pille der Unsterblichkeit«. Andere verfolgten ihr Ziel mit geistigen Praktiken und körperlichen Übungen. Die meisten beschäftigten sich aber ganz allgemein mit Fragen der Lebensführung, der Ernährung und der körperlichen und geistigen Aktivität.

Niemand kann genau sagen, wie erfolgreich die Forscher damals waren, aber auch heute noch geht die Sage von geheimen, so genannten »lebensverlängernden« Übungen um, die angeblich ganz besondere Wirkungen entfalten können.
Einer alten Überlieferung nach soll die Übung »Lebensschaukel« *(siehe Seite 86)* die Jugendlichkeit zurückbringen und die Lebenserwartung pro Anwendung um sieben Minuten verlängern.

Ü »Die Lebensschaukel«

Die »Lebensschaukel« wirkt über die Aktivierung der Wadenmuskulatur wie eine Venenpumpe und entlastet das Herz. Wussten Sie, dass die Wade auch als zweiter »Herzmuskel« bezeichnet wird? Wenn Sie wackelig auf den Füßen stehen, kann die Wade Ihnen helfen, Ihr Gleichgewichtsgefühl allmählich zu stärken. Solange Sie sich noch nicht ganz sicher fühlen, üben Sie am besten neben einer Wand. Dann reicht es schon aus, mit einem Finger die Wand zu berühren, um sich zu stabilisieren.

Fußballen nach oben. Spüren Sie, wie dabei Ihre Wadenmuskulatur arbeiten muss? Achten sie darauf, die Großzehballen gut zu belasten. Damit verhindern Sie ein Umknicken nach außen.

Verlagern Sie Ihr Gewicht dann so weit zurück, dass Sie die Zehen und die Fußballen abheben können. Der ganze Körper, vor allem die Arme, schwingt locker mit, um die Bewegung auszugleichen.

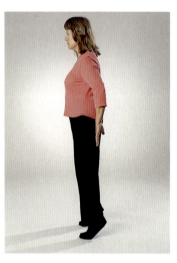
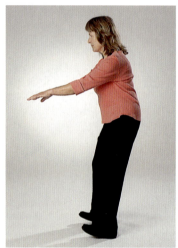

Tipp für den Alltag
▸ Wenn Sie nach langem Sitzen schwere Beine haben, unterstützt die »Lebensschaukel« das Herz dabei, venöses Blut wieder nach oben zu pumpen.

❯ Nehmen Sie die Grundhaltung im Stehen ein *(siehe Seite 13)* und lassen Sie sich genügend Zeit, um sich zwischen Himmel und Erde aufzurichten.

Verlagern Sie nun ganz langsam, Zentimeter für Zentimeter, das Gewicht nach vorne in Richtung der Zehen, bis Sie eine Spannungswelle nach oben wahrnehmen können.

Bleiben Sie einen Moment in dieser Spannung und verlagern Sie dann das Gewicht zurück in Richtung Ferse. Wiederholen Sie diese Bewegung noch einige Male und lassen Sie sie jedes Mal etwas größer werden.

Schließlich heben Sie, wenn Sie vorne sind, die Fersen etwas an und drücken sich mit dem

Am Schluss werden die Bewegungen wieder kleiner und kleiner, bis Sie sich in der Mitte einpendeln – wie ein Schaukelstuhl, der nach und nach ausschwingt und zur Ruhe kommt.

Spüren Sie die Lebendigkeit der Füße? Wie gelöst ist Ihr Rücken? Sind Ihre Knie leicht gebeugt? ❮

Ausblick

Oft bürdet der Alltag Lasten auf, die das innere Gleichgewicht stören und den neu gewonnenen Schwung nehmen. Das nächste Kapitel bietet Ihnen viele Möglichkeiten, Ihre Schultern zu entspannen und die Lasten des Alltags müheloser zu »schultern«.

Das Joch leichter tragen

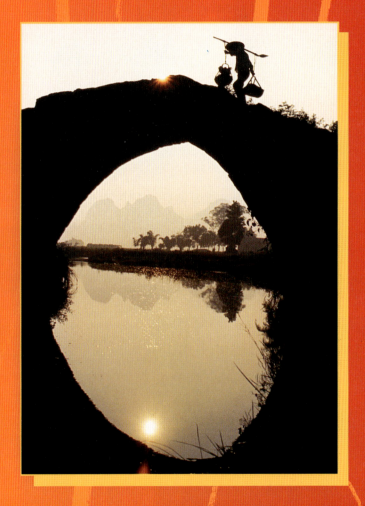

*Mit einem Lächeln
die Last des Alltags tragen,
macht alles leichter.*

Lasten tragen

Bei uns sieht man sie nicht mehr: Menschen, die ihre Lasten an einer Stange tragen, die über der Schulter liegt. In Asien ist diese Art der Beförderung von Lasten noch weit verbreitet.

Waren aller Art werden so auf die Märkte gebracht und von dort nach Hause. In einem der beiden Körbe kann Gemüse und im anderen können Hühner, Enten oder sogar Ferkel sein. Vielleicht sitzt auch ein kleines Kind als »Lastenausgleich« in einem Korb. In Klöster, die oft an steilen Berghängen liegen, wird das Wasser von der Quelle im Tal an einer Tragestange in zwei Eimern bis zu den obersten Gebäuden getragen.

Die Tragestange kann auf einer Schulter ruhen oder auch wie ein Joch auf beiden, so dass die Lasten entweder vorn und hinten oder aber links und rechts an der Seite hängen. Die Träger bewegen sich mit leicht gebeugten Knien, damit die Wirbelsäule entlastet wird. Die Füße gleiten eher über den Boden, als dass sie gehoben werden und der ganze Körper schwingt beim Auf- und Niederwippen der Tragestange mit. Wenn man den Trägern zuschaut, sieht das Ganze eher leicht als anstrengend aus. Wie würde es uns wohl gehen, wenn wir auf diese Weise etwas tragen sollten?

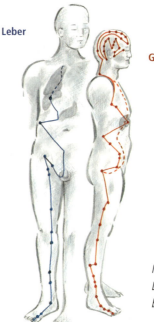

Meridianverläufe Leber und Gallenblase

Wahrscheinlich würden wir die Lasten sehr bald absetzen und uns vor allem unsere schmerzenden Schultern reiben. Unsere Schultern schmerzen aber auch oft, ohne dass wir Lasten tragen. Da in diesem Bereich viele Meridiane verlaufen, geht die Traditionelle Chinesische Medizin bei Schmerzen und Verspannungen im Schulterbereich davon aus, dass der frei zirkulierende Qi-Fluss in die Arme, zum Kopf und damit auch zu den Sinnesorganen nicht mehr gewährleistet ist und es dann vor allem gilt, diesen wiederherzustellen.

Schaffen Sie dem Qi doch gleich einmal freie Bahnen mit der Dehnungsübung für Leber und Gallenblase.

Der Funktionskreis Gallenblase (Yang) und Leber (Yin) ist der Wandlungsphase »Holz« zugeordnet *(siehe Seite 30)*. Zum »Holz« gehören aber auch die Sehnen und die Bänder, also ein wichtiger Teil des aktiven Bewegungsapparates. Wenn Sie die beiden Meridiane durch Dehnung aktivieren, dann wird nicht nur der Qi-Fluss angeregt, sondern Sie wirken damit auch ganz allgemein positiv auf die Befindlichkeit Ihrer Sehnen und Bänder ein, natürlich auch auf die des Schultergürtels.

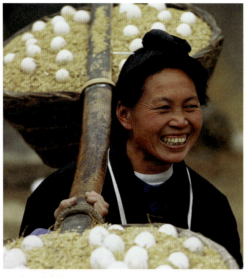

Zerbrechliche Lasten

Dehnungsübung für Gallenblasen- und Lebermeridian

❯ Diesmal stehen die Füße in der Ausgangshaltung etwas breiter auseinander als sonst. Die Zehen können gerade nach vorn zeigen oder auch etwas nach außen. Sie kennen diese Beinstellung bestimmt als Grätschstand. Achten Sie darauf, dass Ihre Fußsohlen von den Zehen bis zu den Fersen gut am Boden sind.

Verschränken Sie die Hände locker, führen Sie sie beim Einatmen vor dem Körper hoch und drehen Sie die Handflächen nach oben. Die Arme sind jetzt über dem Kopf gestreckt. Sie können sich vorstellen, Sie wollten mit den Handflächen den Himmel berühren. Die Füße müssen fest am Boden bleiben, besonders die großen Zehen, denn dann wird besonders der Lebermeridian aktiviert, der dort entspringt.

Die Spannung sollte spürbar an der Vorderseite des Körpers vom Großzeh aus, innen über die Leisten, über den Bauch bis in die Brust steigen. Durch die Einatmung wird besonders der untere Rippenbereich geweitet. Dort endet der Lebermeridian. Genießen Sie einen kurzen Moment diese Dehnung im ganzen Körper.

Beim Ausatmen neigen Sie den Oberkörper nach rechts zum rechten Bein hin. Beide Beine bleiben gestreckt. Sie können jetzt eine deutliche Dehnung der linken Körperseite wahrnehmen, vielleicht sogar auch an der Außenseite des linken Beines bis hinunter zum Fuß. Jetzt dehnen Sie einen großen Bereich des Gallenblasenmeridians, der an der Körperseite nach unten fließt.

Beim Einatmen kommen Sie mit noch immer gestreckten Armen wieder nach oben und zurück in die Mitte. Mit dem nächsten Ausatmen neigen Sie den Oberkörper nach links, um die rechte Seite zu dehnen. Bei der Einatmung wieder zurück in die Mitte und dann senken Sie beim Ausatmen die Arme vor dem Körper wieder nach unten.

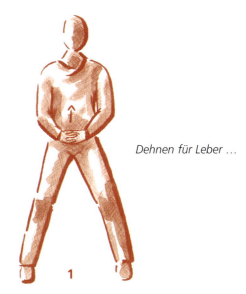

Dehnen für Leber …

Wiederholen Sie diese Bewegungen einige Male. Möglicherweise ist das seitliche Dehnen etwas anstrengend für Sie. Das darf es auch ruhig sein, wenn Sie immer darauf achten, nicht zu viel zu tun. Spüren Sie gut nach. Fühlt sich Ihr Körper jetzt erfrischt und gut durchblutet an? ❮

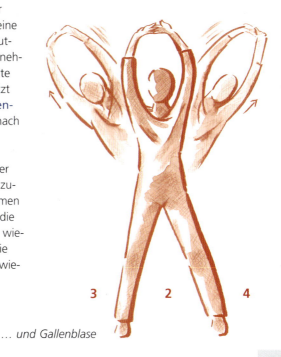

… und Gallenblase

Das Joch leichter tragen

Ü »Schulterspiele«

❯ Hoch und runter
Ziehen Sie die Schultern ein paar Mal nach oben, vielleicht sogar bis zu den Ohren und lassen Sie sie jedes Mal ganz langsam wieder sinken. Können Sie diese achtsame Entspannung so richtig genießen? Wie weit sinken die Schultern nach unten, wenn Sie es zulassen?

Im Kreis
Dann kreisen Sie mit den Schultern einige Male nach vorn und nach hinten. Das muss gar nicht gleichzeitig sein: Wenn die eine Schulter vorn ist, kann die andere noch hinten sein. Dann schwingt sogar der Oberkörper etwas mit. Lassen Sie die Schultern wieder äußerst langsam und so weit wie möglich nach unten sinken.

Gedreht
Nehmen Sie nun die Arme seitlich hoch und drehen Sie die Handflächen nach oben, als würden Sie etwas tragen. Und jetzt drehen Sie die Arme behutsam, von den Schultern aus beginnend, bis die Handflächen zuerst nach unten und am Ende der Drehung wieder nach oben zeigen. Die Schulterkugeln zeigen jetzt ganz nach vorn. Und nun wieder zurück. Spüren Sie, wie intensiv diese Bewegung im Schultergelenk und in der beteiligten Muskulatur wirkt?

Eine Variation ist die

Schulterspirale
Sie nehmen die Arme wieder hoch und drehen diesmal nur einen Arm, so dass jetzt eine Schulterkugel vorn und eine hinten ist. Nun rollen Sie die Arme gegengleich, einen vor, den anderen zurück, so als wollten Sie Ihren ganzen Schultergürtel auswringen. ❮

Bei der Schulterspirale bewegen Sie die gesamte Schulter- und Nackenmuskulatur auf eine etwas ungewohnte Weise. Vielleicht ist es sogar ein bisschen anstrengend, wenn Sie die Arme so rollen. Aber denken Sie immer wieder daran: Gerade die »ungewohnten« Bewegungen haben oft sehr intensive Wirkungen.

Wenn Sie Lust bekommen haben, noch andere Schulterbewegungen auszuprobieren, dann lassen Sie Ihrer Phantasie freien Lauf! Tun Sie alles, was sich gut anfühlt und Ihnen gut tut!

Da Schulterspannungen den Qi-Fluss in die Arme unterbinden, sind oft kalte Hände die Folge. Wenn sich die Spannungen allmählich lösen, dann strömt manchmal eine richtige Welle von Wärme durch die Arme in die Hände – Sie sind auf dem richtigen Weg!

Gelenke mit vielen Freiheiten
Die Schultergelenke sind die flexibelsten Gelenke unseres Körpers. Sie werden aus den Schulterblättern, den Schlüsselbeinen und den Oberarmknochen gebildet und sind klassische Kugelgelenke. Der Aufbau lässt Bewegungen in viele verschiedene Richtungen zu: nach vorn und hinten, nach oben und unten, zur Seite und wieder zurück zum Körper. Der Arm kann gedreht und im Kreis bewegt werden. Voraussetzung für dieses freie Gleiten und Drehen der Gelenkkugel in der Pfanne ist aber immer auch ein entspannter Schulter- und Nackenbereich. Muskuläre Verspannungen beeinträchtigen die große Bewegungsfreiheit. Da ein so vielseitiges Gelenk leider auch besonders anfällig für Verletzungen ist, gilt es, ihm immer wieder besondere Aufmerksamkeit zu widmen.

Rollen – Kreisen – Drehen

Häufig sind es die alltäglichen Arbeiten, die den Nacken- und Schulterbereich zu sehr strapazieren. Oft ist es der Arbeitsplatz, sei es im Büro oder auch zu Hause in der Küche, der nicht optimal eingerichtet ist und deshalb zu Bewegungen oder auch Haltungen verleitet, die dann zu Verspannungen führen. Manchmal genügt es schon, Gewohnheiten zu verändern, um Erleichterung zu erfahren: wenn Sie z. B. Ihre Tasche nicht nur an einer Seite tragen, sondern auch einmal zur anderen Schulter wechseln. Denn wahrscheinlich werden auch Sie die Schulter immer ein bisschen nach oben ziehen, um zu verhindern, dass Ihre Tasche rutscht.

Es gibt viele Möglichkeiten, Schulter und Nacken zu verspannen. Die Folgen sind oft nicht nur Schulter- und Nackenschmerzen, sondern auch eingeschränkte Bewegungsmöglichkeiten des Kopfes und der Arme. Auch Kopfschmerzen können aus diesen Verspannungen entstehen.

Auch wenn »das eigene Päckchen«, »das Joch«, das die Schultern tragen müssen, ein bisschen zu groß ist, sinken Sie vielleicht etwas in sich zusammen. Dabei kann sich sogar die Wirbelsäule verbiegen.

Lassen Sie es gar nicht erst so weit kommen! Rollen, kreisen und drehen Sie Ihre Schultern, so oft Sie daran denken. Auch ganz kleine Bewegungen, die äußerlich gar nicht sichtbar werden müssen, haben intensive Wirkungen!

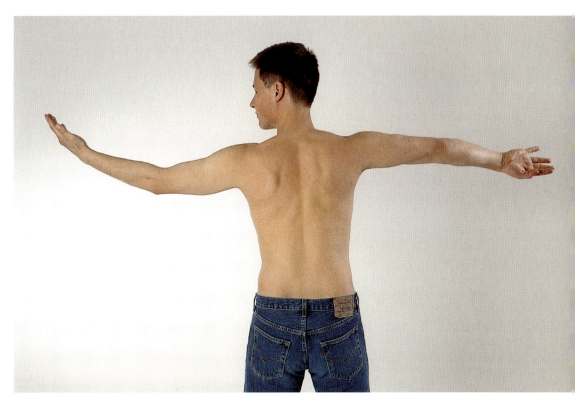

Die Schulterspirale

Vielleicht gelingt es Ihnen ja jetzt schon, die Anspannungen, die Ihre Schultern und Ihren Nacken belasten, ein wenig loszulassen. Und sei es auch nur für einen Moment in Ihrer eigenen Vorstellung. Dann kann sich ein Gefühl der Leichtigkeit einstellen. Sie können sich Ihrer »Flügel« wieder bewusst werden und sogar versuchen, sie ein wenig zu bewegen.

Unser Körper-Bewusstsein »berührt« meist nur die Stellen, die wir mit den Augen oder den Händen erfassen können. Genau der Bereich der Schulterblätter ist für die meisten Menschen nur schwer erreichbar. Versuchen Sie doch einmal, ob Sie auf irgendeine Weise Ihre Schulterblätter berühren können. Vielleicht erreichen Sie von unten her mit den Daumen oder mit den Fingerspitzen Ihre Schulterblatt-Spitzen. Wenn Ihnen das nicht gelingt, dann versuchen Sie, den Kontakt über eine Stuhllehne oder eine Wand herzustellen.

Ü Die »Flügel« bewegen

❯ Können Sie jetzt fühlen, wie Ihre Schulterblätter auf den Rippen liegen? Und wo Ihre Schulterblatt-Spitzen sind?

Dann setzen oder stellen Sie sich in eine für Sie angenehme Grundhaltung.

»Denken« Sie sich jetzt, zuerst nur mit einer Schulterblatt-Spitze, kleine Kreise (egal in welche Richtung).

Nach einiger Zeit können Sie die Kreise auch größer werden lassen. Wichtig dabei ist nur, dass die Bewegung auch weiterhin nur von der Schulterblatt-Spitze ausgeht und nicht vom Schultergelenk, das sich natürlich passiv mitbewegt.

Halten Sie nun für einen Moment inne. Spüren Sie den Unterschied links und rechts.

Was hat sich verändert? In diesem Fall können Sie auch einmal in einen Spiegel schauen.

Um wieder ein Gleichgewicht herzustellen, kreisen Sie nun auch mit der anderen Schulterblatt-Spitze und dann mit beiden gleichzeitig. Wie fühlen sich Ihre Schultern an?

Hat sich auch Ihr oberer Brustbereich verändert? Wenn ja, dann können Sie nun auch Ihre geöffneten »Freiheitspunkte« spüren. ❮

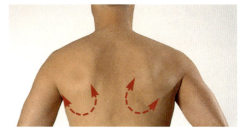

»Flügelspitzen«

A Akupressur der »Freiheitspunkte« – »Tore der Wolken« (Lunge 2, Yunmen)

Sie finden die »Freiheitspunkte«, wenn Sie vom Brustbein aus unterhalb des Schlüsselbeins zur Schulter hin streichen. Vor dem Schultergelenk gleiten die Finger in eine kleine Kuhle. In dieser Kuhle liegen die »Freiheitspunkte«. Sie sind ganz versteckt, wenn Sie in sich zusammensinken oder angstvoll die Schultern nach vorne ziehen. Und ganz geöffnet, wenn Sie sich »hoheitsvoll« aufrichten. Vielleicht auch jetzt, nach dem Kreisen mit den Schulterblatt-Spitzen. Spüren Sie, wie Ihr Atem freier fließen kann? Ihre ganze Ausstrahlung kann sich positiv verändern, Sie können sich dem Außen öffnen und doch ganz bei sich selbst bleiben. Diese Punkte können Sie natürlich auch mit den Fingerspitzen oder – noch besser – mit Ihren Qigongkugeln massieren. Sie bringen Linderung bei Engegefühl in der Brust, bei Kurzatmigkeit und Husten.

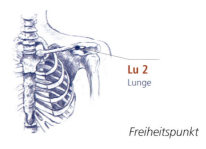

Lu 2
Lunge

Freiheitspunkt

Ü Wie die Schildkröte ihren Hals bewegt

Können Sie sich vorstellen, wie eine Schildkröte ihren Kopf und ihren Hals bewegt? Sehr viel Spielraum hat sie ja nicht, so eingehüllt in ihren Panzer. Aber es sind doch eine ganze Menge kleiner Drehungen und Wendungen möglich. Wollen Sie es ausprobieren?

❯ Sie sitzen oder stehen in einer Grundhaltung. Führen Sie Ihr Kinn etwas nach vorn, in einem Bogen nach unten Richtung Brustbein und wieder nach oben: Ihr Kinn beschreibt einen kleinen oder auch etwas größeren vertikalen Kreis, ohne dass sich Ihr Kopf dabei nach hinten in den Nacken legt. Kreisen Sie einige Male in die eine und dann in die andere Richtung.

Stellen Sie sich nun vor, dass vor Ihrem Kinn ein kleiner Teller steht. Ihr Kinn kreist am Tellerrand entlang und beschreibt horizontale Kreise in beide Richtungen. Die Größe der Kreise bestimmen Sie wieder nach dem Prinzip: Was tut mir wohl?

Können Sie fühlen, welche Teile in der Halswirbelsäule durch diese beiden Kreise besonders intensiv bewegt werden?

Beschreiben Sie dann den vertikalen und den horizontalen Kreis einmal mit der Nasenspitze. Wie groß werden die Kreise jetzt? Und welche Teile sind jetzt an der Bewegung beteiligt?

Und wo spüren Sie es, wenn Sie mit der Nasenspitze einen Kreis parallel zur Wand machen, so als würden Sie eine dort angeklebte Münze links und rechts herum umfahren?

Und statt dieses Kreises parallel zur Wand können Sie sich auch vor Ihrer Nase eine liegende 8 (∞) vorstellen. Diese zeichnen Sie nun wieder mit Ihrer Nasenspitze nach, mal größer, mal kleiner. Ihr Kopf wird bald in eine angenehm schwingende Bewegung kommen, die den ganzen Halsbereich sanft lockert. ❮

Wenn Ihnen in Indien jemand auf eine Frage mit einem freundlichen »Ja« antwortet, dann sieht es so aus, als würde er ein bisschen mit dem Kopf hin und her wackeln, anstatt zu nicken, so wie wir es machen. Dabei bewegt er seinen Kopf in einer für seine Halswirbelsäule sehr angenehmen Weise – und die Nasenspitze malt dabei kleine liegende Achten in die Luft!

Tipp für den Alltag
▶ Wenn Sie z. B. durch zu viel Schreibtischarbeit häufig unter Nackenverspannungen leiden, dann empfehlen wir Ihnen sowohl das Schulterblatt-Kreisen als auch die »Schildkrötenübungen«. Beide sind nach außen kaum sichtbar – deshalb können Sie sie auch überall üben.

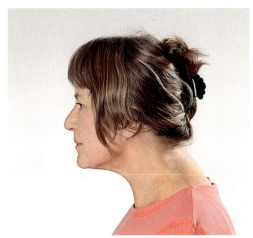

Mit dem Kinn vor …

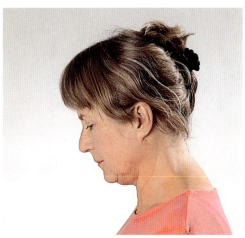

… und wieder zurück

Das Joch leichter tragen

Sind Sie bereit, mit der **7. Brokatübung** wieder einmal den »Drachen« zu besteigen und ihn zu begleiten, wenn er dem Verlauf der Mondphasen folgt?

»Der Mond nimmt zu, der Mond nimmt ab«

❯ Sie sitzen in der normalen Grundhaltung. Die Hände ruhen mit den Handrücken auf Ihren Oberschenkeln, die Handflächen zeigen nach oben: Mondhaltung.

Drehen Sie den Oberkörper nach links und legen Sie den linken Handrücken auf das »Tor des Lebens« (Mingmen, *siehe Seite 63*).

Daumen und Zeigefinger bilden einen kleinen Kreis. Gleichzeitig heben Sie die rechte Hand an der linken Körperseite hoch, bis der Arm gestreckt ist und die Fingerspitzen nach oben über den Kopf weisen.

Drehen Sie nun den Oberkörper ganz nach rechts. Der Arm dreht dabei im Schultergelenk, bis die Handfläche wieder nach unten zeigt.

Neigen Sie nun den Oberkörper nach vorn und drehen Sie ihn wieder nach links. Der rechte Arm bleibt dabei gestreckt und die Hand beschreibt vor dem Körper einen großen Kreis, bis auch sie wieder an der linken Seite angelangt ist.
Jetzt richten Sie den Oberkörper wieder auf und führen die rechte Hand nach oben.

Während Sie wieder zurück zur Mitte drehen, bringen Sie den Arm im Bogen nach unten, bis der Handrücken wieder auf dem Oberschenkel liegt. Die linke Hand löst sich von Mingmen und kehrt zurück in die Mondhaltung.

Bleiben Sie eine Weile ruhig sitzen, bevor Sie die Übung zur anderen Richtung beginnen.

Bei dieser Übung kommt es zu einem ständigen harmonischen Wechsel zwischen links und rechts, oben und unten, gebeugt und aufgerichtet. Lassen Sie sich immer, bevor Sie die Seiten wechseln, genügend Zeit, um wieder ganz in die Ruhe zu finden und aus ihr heraus neu beginnen zu können.
Haben Sie bemerkt, wie viele »Freiheiten« sich Ihr Schultergelenk bei diesen Bewegungen genommen hat? ❮

Natürlich gibt es in der Traditionellen Chinesischen Medizin außer den vielen Bewegungen, die geeignet sind, Spannungen in der Schulter- und Nackenmuskulatur zu verringern, auch einige Akupressurpunkte, die Hilfe bringen können. Drei davon sind besonders wirkungsvoll:

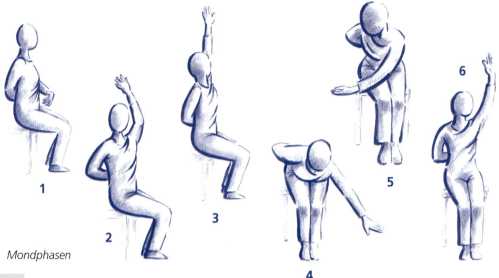

Mondphasen

A Akupressur »Schulterbrunnen«
(Gallenblase 21, Jianjing)

Auf dem Gallenblasenmeridian, den Sie ja schon bei der Meridiandehnung im ganzen Verlauf aktiviert haben, liegt der »Schulterbrunnen« in einer kleinen Vertiefung auf der Schulterhöhe. Wenn Sie mit den Fingern ein bisschen in der Mitte zwischen Halswirbelsäule und Schulterende tasten, finden Sie ihn sicher leicht.

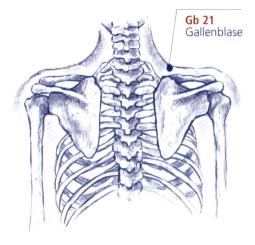

Der »Schulterbrunnen«

Zum »Akupressieren« nehmen Sie jeweils den Mittelfinger der entgegengesetzten Hand. Diesen Punkt können Sie beim Ausatmen wirklich kräftig drücken und kreisend massieren, beim Einatmen lassen Sie wieder los.

Natürlich ist es noch lösender und erleichternder, wenn Sie die »Schulterbrunnen« massiert bekommen: Sie sitzen auf einem Stuhl oder Hocker. Ihre Partnerin steht hinter Ihnen und legt die Daumenkuppen auf die Punkte. Sie drückt kräftig, wenn Sie ausatmen und löst den Druck, wenn Sie wieder einatmen.

Massagen des »Schulterbrunnens« wirken sehr wohltuend. Sie entspannen den Nacken und nehmen die »Last« von den Schultern. Die Schultern können loslassen und ganz häufig vergehen dabei auch Spannungskopfschmerzen. Gönnen Sie sich diese Erleichterung möglichst oft!

A Akupressur »Quelle am Yang-Hügel«
(Gallenblase 34, Yanglingquan)

Auf dem langen Weg des Gallenblasenmeridians vom Kopf bis zu den Füßen findet sich noch ein weiterer wichtiger Punkt, der Ihnen bei Schulterproblemen gute Hilfe leisten kann: die »Quelle am Yang-Hügel«. Er liegt in einer Vertiefung vor dem Kopf des Wadenbeins, seitlich und etwas oberhalb vom Punkt Magen 36 *(siehe Seite 12)*.

Dieser Punkt ist besonders hilfreich bei Schulterschmerzen. Wenn Sie Schmerzen in der linken Schulter haben, dann massieren Sie ihn am linken Bein mit Daumen oder Mittelfinger der rechten Hand. Während der Massage bewegen Sie den linken Arm leicht in verschiedene Richtungen. Vielleicht tritt schon während der Massage eine Verbesserung ein. Das wäre gut möglich, denn dieser Punkt wird auch »Meisterpunkt der Muskeln und Sehnen« genannt. Als solcher wirkt er natürlich besonders bei schmerzenden Muskeln.

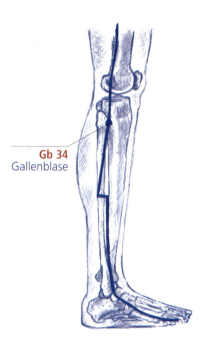

A Akupressur »Der hintere Bach«
(Dünndarm 3, Houxi)

Das ist ein Punkt, den Sie bei Schulter- und Nackenverspannung auch einmal »heimlich«, d.h. auch in aller Öffentlichkeit aktivieren können, ohne dass es gleich alle merken. Er liegt am Außenrand der Hand. Wenn Sie eine Faust machen, dann finden Sie ihn genau am Ende der Handfalte, die unterhalb der Fingerballen verläuft. Sie sehen dort eine kleine Erhöhung. Am besten drücken Sie kräftig mit dem Fingernagel des Daumens der anderen Hand.
Von diesem Punkt sagt man auch, dass er »den Geist klärt« und Wachheit und geistige Kraft hervorbringt, d.h. seine Massage ist nicht nur gut gegen Schulterschmerzen, sondern gleichzeitig gut für einen klaren Kopf.

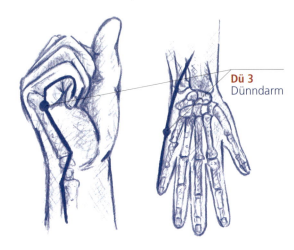

Dü 3
Dünndarm

Die Kunst des Teetrinkens

Diese »Kunst« hat in China eine sehr lange Tradition. Die reichen Chinesen genossen und genießen noch heute ihren Tee aus kleinen, hauchdünnen, fast durchsichtigen Porzellantassen. In den Teehäusern, die es überall in den großen Städten gibt, sind die Tassen etwas robuster. Dort gibt es eher dickwandige Porzellanbecher mit einem Deckel. Am Morgen kann man hier die älteren Chinesen treffen, die nach dem Qigong-Üben gemeinsam ihren Tee genießen.

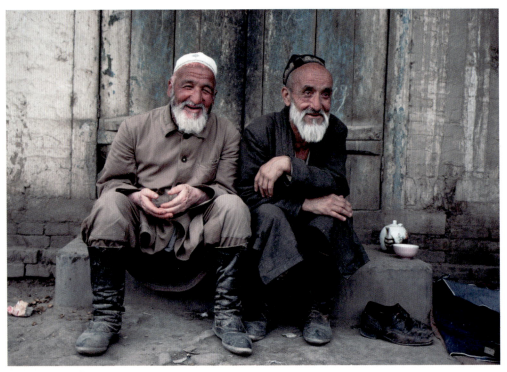

Soviel Zeit muß sein

Ü Die Teetassen-Übung

Der Name ist wieder einmal eher bildlich zu verstehen, obwohl er darauf hindeutet, dass es möglich sein kann, die Arme so zu bewegen, dass eine Teetasse auf der Hand stehen bleibt.

> Sie stehen in der Grundhaltung und »schreiben«, zunächst einmal abwechselnd mit der rechten und der linken Hand, vertikal eine große Acht vor Ihren Körper. Diese kann ruhig größer sein als Sie selbst. Wenn die Bewegung leicht und flüssig läuft, dann können Sie auch spüren, dass der ganze Arm von der Schulter bis zu den Fingerspitzen daran beteiligt ist. Vielleicht schwingt sogar der Körper mit.

Nun benötigen Sie einen flachen Gegenstand mit etwas Gewicht. Das kann ein flacher Stein sein (auch ein Taschenbuch oder auch Ihre Brieftasche). Legen Sie ihn auf Ihre Handfläche.

Jetzt beginnt ein kleines Experiment: Der Arm soll so geführt werden, dass die Hand wieder eine Acht beschreibt, aber dieses Mal muss die Handfläche immer nach oben zeigen, damit der Gegenstand nicht herunterfällt. Beginnen Sie mit der rechten Hand. Halten Sie sie vor Ihrem Körper so, dass die Fingerspitzen nach vorn zeigen.

Nun drehen Sie den Körper zuerst nach links und wieder nach rechts. Der Arm folgt dieser Drehung mit einer kreisförmigen Bewegung, so dass die Fingerspitzen zuerst nach links, dann nach hinten – zum Körper –, wieder nach rechts und schließlich wieder nach vorn zeigen. Auch die Schulterkugel ist jetzt nach vorn gedreht. Der untere Kreis der Acht ist fertig »gemalt«. Nun folgt der obere. Diesmal kommt der Arm mit nach oben. Wieder zeigen die Fingerspitzen zuerst nach links.

Die Hand bewegt sich über den Kopf. Wenn die Fingerspitzen nach hinten zeigen, ist der Handrücken über Baihui *(siehe Seite 75)*. Senken Sie dann den Arm wieder zurück in die Ausgangsposition – die Acht ist »geschrieben«.

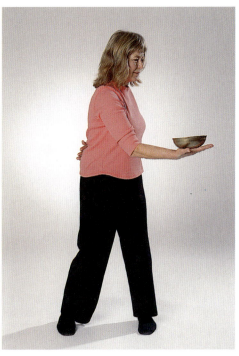
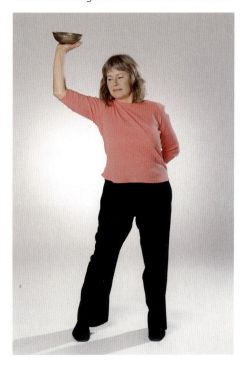

Die »große Acht«

Beim Ausprobieren der Teetassen-Übung haben Sie bestimmt gemerkt, dass der Verlauf der Armbewegung jetzt anders sein muss als bei dem Versuch ohne Gegenstand. Die Acht steht nun nicht mehr flach vor Ihnen, sie ist jetzt räumlich geworden. Auch Ihr Rumpf hat sich wahrscheinlich viel intensiver mitbewegt.

Wechseln Sie nun zur anderen Hand und probieren Sie, ob es damit genauso geht.

Vielleicht ist beim ersten Mal Ihr Gegenstand gar nicht auf der Hand liegen geblieben. Am Anfang passiert es öfter einmal, dass er herunterfällt, aber mit etwas Übung lernen Sie schnell, Ihre Armgelenke so zu bewegen, dass er ganz ruhig liegt. Dann können Sie sich vielleicht sogar vorstellen, statt eines Steins eine Teetasse auf Ihrer Hand halten zu können.

Ausblick

Vielleicht haben Sie schon einmal gespürt, dass z. B. auch Ärger eine Last sein kann. Im nächsten Kapitel geht es um das »Sich-Wehren«. Freuen Sie sich auf den »kleinen Tiger«. Er kann Ihnen zeigen, wie Sie sich gegen Ärger wehren können. Und es gibt auch Tipps, wie Sie sich gegen einen Schnupfen wehren können.

»Die unendliche Acht«

Eine liegende Acht (∞) ist das Zeichen für Unendlichkeit, ein Zeichen also auch für »unendlich« oft wiederkehrende Bewegungen. Auch im menschlichen Körper gehören Achterbewegungen zu den wichtigsten Bewegungsprinzipien. Sie entstehen, wenn Bewegungen und Gegenbewegungen harmonisch fließend ineinander übergehen. Der Arm schwingt nach vorn und wieder zurück, er schwingt vom Körper weg und wieder zu ihm hin. Wenn er dabei eine Acht beschreibt, dann werden die Bewegungen rund und die Gelenke dabei durch vielerlei »Drehungen und Wendungen« in optimaler Weise durchgearbeitet. Achterbewegungen, die die Körpermitte überkreuzen, haben großen Einfluss auf die Rechts-links-Koordination im Gehirn *(siehe Kapitel »Vom Greifen und Begreifen«, Seite 46).*

Verschlungene Wege

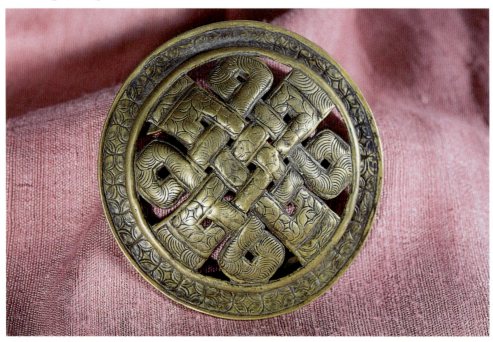

Das Joch leichter tragen

Sich wehren

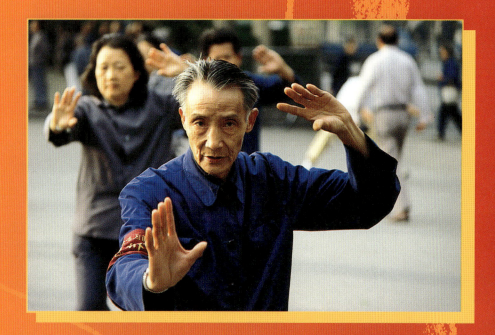

Sich wehren heißt:
*   Schlechtes von sich abhalten*
und Gutes fördern.

Tigerkräfte

Wenn Sie in einer chinesischen Großstadt am frühen Morgen in einen Park gehen, können Sie neben vielen Qigong- und Taiji-Übenden auch die unterschiedlichsten Kampfkünste beobachten. Es gibt im Taiji Übungsreihen mit Stöcken, Schwertern und Säbeln. Die Eleganz und Leichtigkeit, mit der diese Waffen als »Verlängerung« der menschlichen Reichweite wie im Spiel genutzt werden, erinnert eher an Tanz als an Kampf. Diese absolut spielerisch wirkende Handhabung war früher in China eine lebensnotwendige Kunst der Selbstverteidigung. Doch damals wie heute dienen diese Übungen auch der Zentrierung und der Stärkung der inneren Abwehrkraft. In diesem Kapitel geht es ganz gezielt um die Stärkung der Abwehrkraft. Gleich mit der ersten Übung dürfen Sie einmal fauchen und brüllen wie ein Tiger. Der Tiger ist in ganz Asien ein Symbol für Stärke und Wehrhaftigkeit.

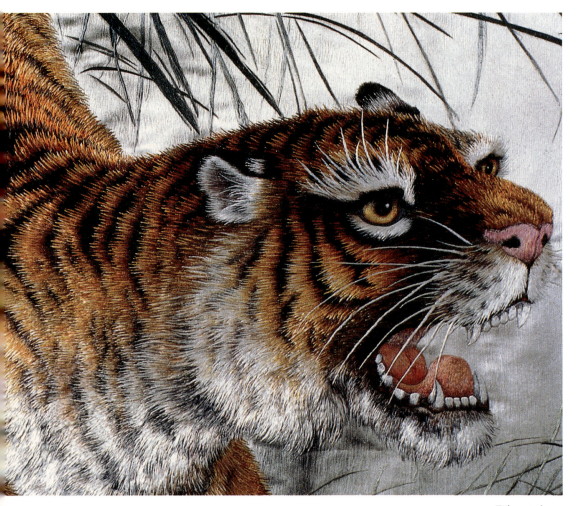

Zähne zeigen

Sich wehren

Ü »Der kleine Tiger«

❯ Stellen Sie sich in eine Grundhaltung *(siehe Kapitel »Die Mitte finden«, Seite 13)* und verbreitern Sie Ihren Stand ein wenig.

Ziehen Sie Ihre Ellbogen etwas nach vorne, so dass die Handflächen nach hinten schauen.

Beim Ausatmen sinken Sie nach unten, bis Sie eine gute Spannung in den Oberschenkeln spüren. Bringen Sie auch in Ihre Hände eine leichte Spannung und stellen Sie sich vor, Sie hätten Tigerkrallen.

Diese »Drohgebärde« können Sie dreimal wiederholen.

Mit dem nächsten Einatmen springen Sie mit beiden Beinen in die Höhe und überkreuzen die Arme vor der Brust.

Beim »Zurückfallen« ziehen Sie die Arme in einer schneidenden Bewegung auseinander und stoßen dabei aus Ihrer Mitte heraus einen kräftigen Laut (»ah« oder »oh«) aus.

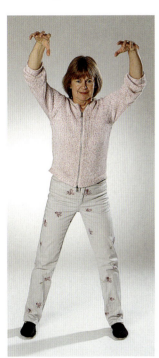 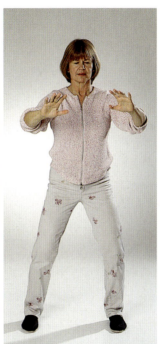 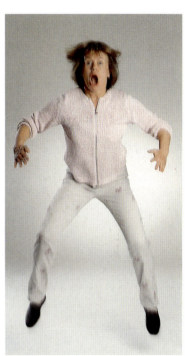

Den Tiger wecken

Jetzt atmen Sie kräftig durch die Nase ein und ziehen rasch die Arme vorne nach oben bis etwa in Scheitelhöhe. Der ganze Körper richtet sich dabei auf. Die Augen werden weit und funkeln.

Atmen Sie nun (fauchend wie ein kleiner Tiger) durch den leicht geöffneten Mund aus und lassen Sie langsam die Arme sinken.

Kommen Sie wieder in eine gute Vorspannung für das nächste Einatmen.

An der Kraft und Lautstärke dieses Tones wird hörbar, ob Sie wirklich von Dantian aus »gebrüllt« haben. ❮

Tipp für den Alltag
▶ Wenn Sie sich einmal richtig geärgert haben, dann hilft Ihnen diese Übung, Ihren Zorn zu äußern. Außerdem löst sie Verspannungen des Zwerchfells und vertieft die Atmung.

Das Qi der Abwehr

Von der Geburt bis zu seinem Tod muss sich der Mensch gegen schädigende Einflüsse wehren. Beim Säugling wird diese Aufgabe zum größten Teil noch von der Mutter übernommen, die ihn pflegt und schützt und ihm über die Muttermilch Abwehrstoffe zukommen lässt. Doch auch der kleine Mensch selbst baut schon mit dem ersten Atemzug sein Abwehr-Qi auf.

Dieses Wei-Qi wird nach Vorstellung der Traditionellen Chinesischen Medizin mit der Atmung im Funktionskreis Lunge/Dickdarm *(siehe Kapitel »Sich austauschen«, Seite 36)* gebildet. Es bildet um den Körper eine schützende Schicht, die vor äußeren krank machenden Faktoren schützt. Das Wei-Qi sorgt für die Erwärmung der Haut, für die Funktion der Poren sowie für die Kontrolle des Schweißes. Denken Sie daran, wie bei einer einfachen Erkältung gerade diese Funktion außer Kontrolle gerät. Meist wird nur das Fehlen des Wei-Qi bemerkt, z. B. wenn der geringste Luftzug scheinbar direkt unter die Haut geht.

Störende Einflüsse auf das Gleichgewicht des menschlichen Organismus

Es gibt innere und äußere Faktoren, die das Gleichgewicht im Mikrokosmos Mensch stören können. Von außen wirken vor allem falsche Ernährung und extreme Klimafaktoren, von innen unkontrollierte Emotionen störend auf das energetische System. Auch sie werden jeweils einem bestimmten Element zugeordnet.

Äußere Störfaktoren:
Verletzungen, Vergiftungen, falsche Ernährung, Wind, Hitze, Feuchtigkeit, Trockenheit, Kälte

Innere Störfaktoren:
Ärger, Hektik, Kummer, Traurigkeit, Angst und Schrecken
Wie diese Störfaktoren in der Traditionellen Chinesischen Medizin den Elementen und Organen zugeordnet werden, zeigt folgende Tabelle:

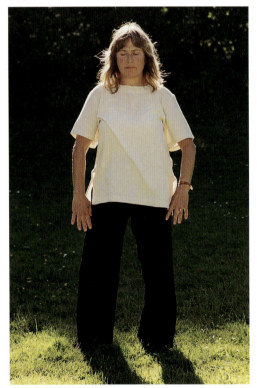

Holz	Feuer	Erde	Metall	Wasser
Leber/ Galle	Herz/ Dünndarm	Milz/ Magen	Lunge/ Dickdarm	Niere/ Blase
Wind	Hitze	Feuchtigkeit	Trockenheit	Kälte
Ärger	Hektik	Sorgen	Trauer	Angst

Das richtige Maß
Diese möglichen Störfaktoren können sich auch gegenseitig bedingen und kontrollieren, manche sind zunächst nur anregend auf den Organismus und wirken erst im Übermaß störend oder lösen Krankheiten aus. Denken Sie nur an bestimmte Medikamente, die in der richtigen Dosierung heilend wirken und bei Überdosierung ein tödliches Gift darstellen. Auch die Akupunktur ist durch den Nadelstich eine heilende Verletzung.

Im Qi-Mantel

Ü Die Qi-Reinigungsmassage

Selbstmassagen sind immer auch ein Aktivieren des Wei-Qi über die Haut. *Sie konnten das schon im Kapitel »Sich besinnen«, Seite 19, beim Reiben der Hände erfahren.* Bei der nun folgenden Qi-Massage berühren Sie nicht einmal die Haut und können deshalb ganz besonders gut den Qi-Mantel spüren. Diese Massage lässt sich im Sitzen oder im Stehen ausüben.

❯ Begeben Sie sich in eine für Sie angenehme Grundhaltung. Wenn Sie mögen, dann reiben Sie vor Beginn der Übung die Hände kräftig aneinander, um das Qi im »Palast der Arbeit« zu aktivieren.

Legen Sie beide Hände auf die Brust und öffnen Sie dann den linken Arm locker nach vorne, so dass die Handfläche nach oben schaut.

Nun streichen Sie mit der rechten Hand über die Innenseite des linken Armes, ohne ihn dabei zu berühren.

An den Fingerspitzen drehen Sie den linken Arm und streifen jetzt über die Außenseite hoch bis zur Schulter.

Hier drehen Sie den linken Arm abermals und streifen wieder innen abwärts. Diesmal streifen Sie bis über die Fingerspitzen hinaus, bis der rechte Arm gestreckt ist. Der Körper dreht sich dabei aus der Taille heraus leicht nach links und

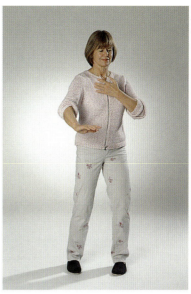

Alles »Schlechte« abstreifen

die linke Hand kommt zur rechten Brust. Denken Sie dabei, dass Sie alles »Schlechte« von Ihrem Qi-Mantel abstreifen.

Jetzt können Sie die Übung gegengleich beginnen.

Wenn Sie die Übung beendet haben, bleiben Sie noch für einen Moment sitzen oder stehen, legen Sie die Hände übereinander auf Dantian, um sich wieder in Ihrer Mitte zu zentrieren. Achten Sie bitte darauf, dass Sie während der ganzen Übung einen guten Kontakt zur Erde haben.

Ist es Ihnen schon möglich, gleichzeitig den Boden unter den Füßen zu spüren und die Aufmerksamkeit ganz bei den Bewegungen zu lassen?

Konnten Sie die Energie um Ihren Körper herum wahrnehmen? ❮

> **Tipp für den Alltag**
> ▶ Immer wenn Sie das Gefühl haben, dass durch irgendeine Tätigkeit Energie von außen in Ihren Qi-Mantel eingedrungen ist, die Sie als »schlecht« empfinden, können Sie sich durch diese Massage wieder »reinigen«.

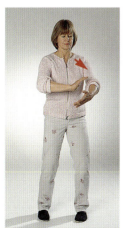 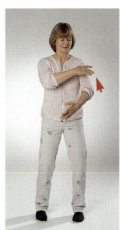

Innen abwärts *Außen aufwärts*

Sich wehren

A Akupressur »Gekrümmter Teich«
(Dickdarm 11, Quchi)

Ein wichtiger Akupunkturpunkt zur Stärkung der Abwehrkräfte liegt auf dem Dickdarmmeridian. Wenn Sie den Arm im Ellbogengelenk abwinkeln, dann bildet sich eine Beugefalte. Am Ende dieser Falte liegt in der Tiefe der Punkt Dickdarm 11. Energetisch gesehen treibt er den »Wind« aus, kühlt die Hitze (bei Fieber), leitet überschüssige Feuchtigkeit aus und harmonisiert das Blut.

Das bedeutet, dass Sie ihn bei allen Anzeichen einer Erkältung massieren können. Er wirkt auch bei Engegefühl im Hals und bei Stimmverlust, sowie bei Juckreiz und entzündlichen Hauterkrankungen. Sie können diesen Punkt, wenn Sie die Unterarme überkreuzen, mit den Mittelfingern gleichzeitig an beiden Armen massieren.

Nach der Massage dieses Punktes sollten Sie, wie immer nach Selbstmassagen, zur Unterstützung der Ausleitung viel trinken. Gleichzeitig sollten Sie weniger und dann leichte und eiweißarme Kost zu sich nehmen. Das Qi im Funktionskreis Lunge/Dickdarm wird jetzt ganz für die Aufgabe der Abwehr benötigt.

In der Traditionellen Chinesischen Medizin gehört die Haut auch zum Funktionskreis Lunge/Dickdarm. Warme Salz-Fußbäder sind auch bei uns als altes Hausmittel bei Erkältungen bekannt, sowie auch das Trinken von schweißtreibenden Tees.

Tipp für den Alltag
▶ Wenn in öffentlichen Verkehrsmitteln um Sie herum gehustet und geschnieft wird, dann können Sie mit der Akupressur dieses Punktes Ihren Schutzmantel stärken.

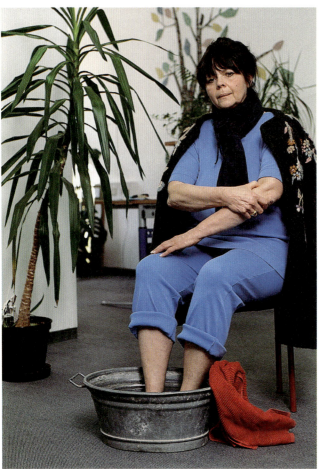

Selbsthilfe bei Erkältungen

A Akupressurmassage für Nase und Nebenhöhlen: Das »Empfangen der Wohlgerüche«

Wenn trotz aller Vorsicht doch einmal die Nase zu laufen beginnt und sich ein Schnupfen ankündigt, können Sie sich mit dieser Massage Erleichterung verschaffen:

❯ Bilden Sie die Hände zu Fäusten und legen Sie die leicht abgeknickten Daumen auf die Zeigefinger.

Legen Sie die Daumenendgelenke auf eine kleine Vertiefung im Kieferknochen seitlich der Nasenflügel. Das ist der Endpunkt des Dickdarmmeridians. Massieren Sie diesen Punkt mit kleinen kreisenden Bewegungen. Achten Sie darauf, dass die Schultern entspannt und locker bleiben.

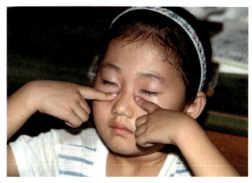

… und im Osten

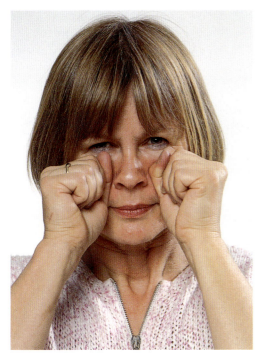

Frei für die Wohlgerüche – im Westen …

Mit etwas vermehrtem Druck massieren Sie nun beim Einatmen an der Nase entlang beiderseits bis zur Nasenwurzel und beim Ausatmen wieder zurück zum Punkt Dickdarm 20.

Wiederholen Sie diese Massage drei- bis sechsmal.

Drehen Sie jetzt den Oberkörper aus der Taille heraus beim Einatmen nach links und verschließen Sie dabei mit dem linken Daumen das linke Nasenloch, so dass Sie durch das rechte Nasenloch einatmen.

Beim Ausatmen drehen Sie zurück zur Mitte und atmen dabei durch beide Nasenlöcher aus. Jetzt bitte umgekehrt.

Wiederholen Sie diese Bewegung drei- bis sechsmal.

Führen Sie anschließend die Hände nach unten und legen Sie sie übereinander auf Dantian. Atmen Sie noch einige Male tief ein und aus und lächeln Sie dabei entspannt in Ihre Mitte. ❮

Wirkung und Nutzen
Bei dieser Übung werden über den Akupressurpunkt Dickdarm 20 Qi und Blut im gesamten Nasen- und Nebenhöhlenbereich aktiviert. Geschwollene Schleimhäute können abschwellen und trockene Schleimhäute werden wieder feucht. Entzündungen können abgebaut werden und der Atem fließt wieder frei.
Die Übung eignet sich sehr gut bei Schnupfen, Heuschnupfen und Nasennebenhöhlenaffektionen.

Tipp für den Alltag
▶ Bei einer beginnenden Erkältung können Sie mit dieser Übung den Schnupfen in den Anfängen stoppen!

Ü »Die fünf Kümmernisse und die sieben Betrübnisse hinter sich lassen«

Die letzte bewegte Übung dieses Buches ist wieder eine sehr alte, traditionelle Atemübung aus dem daoistischen Qigong. Sie kommt in vielen Brokatübungsreihen im Sitzen und im Stehen vor und ist sowohl von der Vorstellung als auch von der Wirkung her eine den ganzen Körper kräftigende und die Abwehr stärkende Übung. Sie verbindet das Qi von Himmel und Erde und gleicht Yin und Yang in optimaler Weise aus. Die Yang-Position dieser Übung können Sie in China vor vielen Tempeln bei den Figuren der Tempelhüter wieder finden. Sie heißt auch »Wächterstellung«.

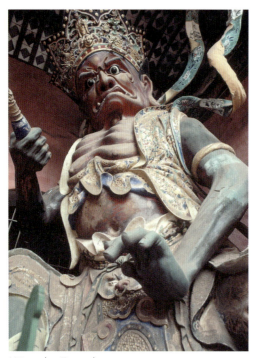

Hüter des Tempels

❯ Stellen Sie sich in eine stabile Grundhaltung *(siehe Seite 13)*, die Hände befinden sich in der Mondhaltung.

Mit dem Einatmen verlagern Sie Ihr Gewicht etwas nach vorne und »wachsen«. Bringen Sie die Arme dabei vorne nach oben, als wollten Sie einen Qi-Ball anheben.

Etwa in Stirnhöhe drehen die Handflächen nach unten und Sie beginnen mit dem Ausatmen wieder zu »sinken«. Die Hände sinken vor dem Körper langsam nach unten, als lägen sie auf einem langsam sinkenden Qi-Ball.

Wenn sich die Hände etwa in Höhe von Dantian befinden, beginnt ein erneutes Einatmen. Das Gewicht wird wieder nach vorn verlagert und die Handwurzeln drücken nach unten. Der Kopf dreht sich wie um eine Achse nach links und Sie können mit »Verachtung« auf Ihre Kümmernisse und Betrübnisse zurückblicken. Jetzt ist die höchste Yang-Position erreicht, die »Wächterstellung«.

Mit dem Ausatmen lösen Sie die Spannung, der Kopf dreht zurück zur Mitte, mit dem »Sinken« drehen auch die Hände wieder zurück in die Mondhaltung.

Wiederholen Sie die Bewegung jetzt seitengleich.

Konnten Sie spüren, wie bei der »hoheitsvollen« Kopfhaltung nicht nur die ganze Halswirbelsäule gestreckt wird, sondern wie sich der ganze Körper aufrichtet – innerlich und äußerlich? So aufgerichtet kann auch das Tragen von inneren oder äußeren Lasten für Sie leichter werden. Nur eine aufgerichtete Wirbelsäule gibt wirkliche »Handlungsfreiheit«.

Bei den Kopfdrehungen lässt sich auch der »Erfolg« meist sofort messen. Merken Sie sich bei der ersten Drehung nach links oder rechts jeweils den Punkt, den Sie gerade noch sehen können. Nach einigen Wiederholungen stellen Sie wahrscheinlich fest, dass der Blick weiter nach hinten geht, d.h. Sie können den Kopf weiter drehen als zu Beginn der Übung. Sie haben dadurch einen besseren Überblick. ❮

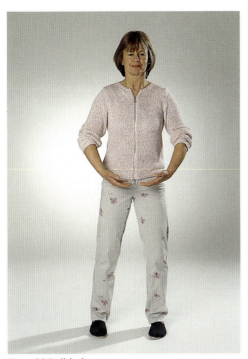

Den Qi-Ball heben …

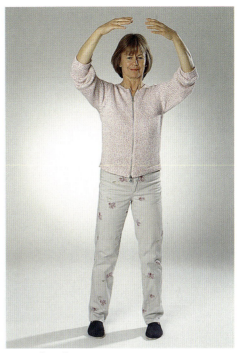

… und senken

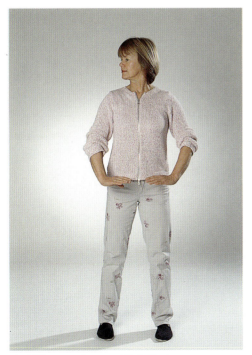

Auf Kümmernisse und Betrübnisse zurückblicken

Tipp für den Alltag
▶ Wenn Ihr Alltag Sie in einen Zustand geführt hat, in dem »Kümmernisse und Betrübnisse« Ihre Energie beherrschen, dann können Sie sich mit dieser Übung wieder in einen ausgeglichenen Spannungszustand bringen. Wahrscheinlich werden Sie danach wirklich mit etwas mehr Gelassenheit auf Ihre Alltagssorgen zurückblicken.

Abschließend dürfen Sie den ganz besonderen Genuss der **8. Brokatübung** erleben. Die Energie des Dao, die reine Geistesenergie, wird oft als goldenes Licht beschrieben. Es muss bei der Übung weder gespürt noch gesehen werden; es ist einfach eine Aufmerksamkeitshilfe, um den Qi-Fluss und damit den Blutfluss im Körper zu lenken.

»In der Stille sitzen und die Sonne aufgehen lassen«

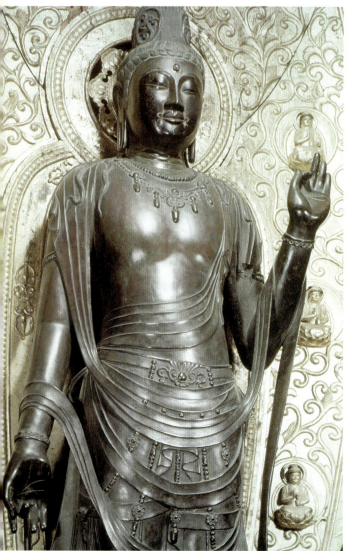

Im goldenen Licht

❯ Begeben Sie sich in eine für Sie angenehme Grundhaltung im Sitzen, beide Hände ruhen übereinander auf Dantian. Der Blick ist zurückgenommen, die Augen dürfen geschlossen werden.

»Schauen« Sie mit Ihrem inneren Blick in der Vorstellung hinter die Hände in Dantian und spüren Sie den Atem unter den Händen.

Mit der Ruhe wächst in Dantian ein goldenes Licht, das sich von der Mitte her ausbreitet und immer heller und größer wird.

Wenn Dantian ganz von diesem goldenen Licht erfüllt ist, steigt es in breitem Strom innen nach oben und füllt langsam auch den ganzen Brustraum aus.

Wenn die Brust ganz angefüllt ist, darf das Licht weiter nach oben steigen, die Aufmerksamkeit sinkt aber gleichzeitig wieder nach unten in Dantian.

Der ganze Körper ist jetzt von goldenem Licht durchflutet. Spüren Sie, so lange es Ihnen angenehm ist, dieses Licht Ihrer inneren Sonne.

In Ihrer Vorstellung schließen Sie nun Dantian. Öffnen Sie die Augen wieder, reiben Sie die Hände vor der Brust kräftig aneinander. »Waschen« Sie das Gesicht und streifen Sie sich überall ab, wo es Ihnen gut tut. ❮

Ausblick

Das abschließende Kapitel enthält Zusammenfassungen der Haupt-Übungsreihen dieses Buches. Wir haben Geschichten, die man beim Üben erleben könnte, für Sie dazu geschrieben. Außerdem finden Sie einen Überblick über alle im Buch beschriebenen Akupressurpunkte.

»Zahlreich sind die Meridiane und unterschiedlich. Aber es gibt nur ein Dao. Dieses Einzige ist nichts anderes als die Geistesenergie. Sie zirkuliert ohne Halt durch die fünf Organe. Energie und Blut fließen in Abhängigkeit von der Entwicklung der vier Jahreszeiten. Die Geistesenergie fließt daher ohne Rückkehr.«

Huang di Neiging IV. Buch, 15. Kapitel

Sich erinnern

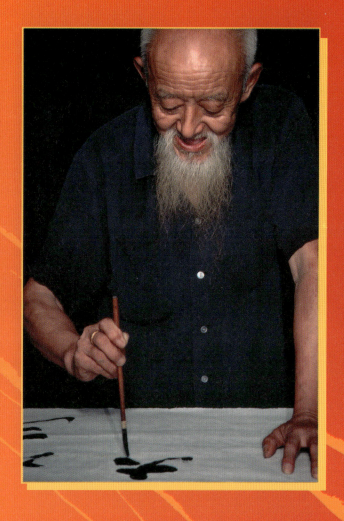

Sich im eigenen Alltag
　an die Lebenshilfen
aus fremden Ländern
　　erinnern

Leichter erinnern

In den bisherigen Kapiteln dieses Buches sind Ihnen sicher viele neue Dinge begegnet. Sie haben Übungen und Übungsreihen kennen gelernt und auch Selbstmassagen sowie hilfreiche Akupressurpunkte. Möglicherweise fragen Sie sich: »Wie soll ich mir das alles merken?«

Im Kapitel »Sich besinnen« haben Sie schon erfahren, dass die chinesische Sprache eine Bildersprache ist und dass auch im Qigong häufig Bilder eingesetzt werden, um die Bewegungen leichter zu erlernen und um sich die Übungen zu merken. Bei Übungsreihen wie z. B. den Brokatübungen oder den Meridian-Dehnungsübungen ist das Behalten der Reihenfolge oft nicht einfach. In China werden deshalb zu den Übungsreihen manchmal Geschichten erzählt.

Vielleicht können Sie sich noch an den Geschichtsunterricht in Ihrer Schulzeit erinnern, bei dem das Merken von historischen Ereignissen viel leichter wurde, wenn es eine spannende Geschichte dazu gab. In unserer Kultur ist es außerdem seit jeher üblich, Kindern Geschichten und Märchen zu erzählen, um ihnen bestimmte menschliche und gesellschaftliche Werte einzuprägen.

Wir haben uns von der chinesischen Mythologie inspirieren lassen und für Sie zu den Brokatübungen ein kleines Märchen erfunden. Wenn Ihnen allerdings selbst etwas einfällt, das für Sie stimmiger ist, sind Ihrer Phantasie natürlich keine Grenzen gesetzt. Denken Sie auch daran, dass Geschichten nur dann lebendig bleiben, wenn sie immer neu und ein bisschen anders erzählt werden.

Manchmal hilft zum Erinnern aber auch eine klare Struktur. Bei den Meridian-Dehnungsübungen können Sie sich beim Üben z. B. an der Struktur der »Energieuhr« *(siehe Kapitel »Sich austauschen«, Seite 44)* orientieren.

Auch die Akupressurpunkte finden Sie hier noch einmal zusammengefasst und nach Körperregionen strukturiert.

Der Drache in der chinesischen Mythologie

Anders als bei uns ist in China der Drache ein gutartiges Tier und ein vielfaches Glücks- und Fruchtbarkeitssymbol.

Im Winter schläft der Drache unter der Erde. Am zweiten Tag des zweiten chinesischen Monats steigt er aus der Erde zum Himmel empor und reitet auf den Wolken. Auf Bildern sieht man oft zwei Drachen, die mit ihren »Lebensperlen« *(siehe Glossar auf S. 121 ff.)* spielen. Das ruft im Frühling Donner hervor und verursacht den Regen. Danach können die Felder bestellt werden.

Die Drachenkönige sind die Hüter der Meere. Sie besitzen einen prächtigen, mit vielen Kostbarkeiten gefüllten Palast unter dem Meer. Glückskinder dürfen sie dort besuchen und bekommen manchmal eine Drachentochter zur Frau.

Auch die Sonne wird nach alten Geschichten in einem von Drachen gezogenen Wagen über das Firmament bewegt.

Der Drache ist auch ein Symbol von Männlichkeit und Zeugungskraft, seine weibliche Entsprechung ist der Phönix.

Die nun folgende Geschichte hat in ihren einzelnen Abschnitten immer einen Bezug zu den Namen der Brokatübungen.

Bevor Sie mit dem Lesen beginnen, legen Sie bitte für eine kleine Weile Ihre Hände auf Dantian (Meer der Energie). Sie können sich dabei vorstellen, dass Ihr persönlicher Glücksdrache (Ihre Lebenskraft) dort seinen Winterschlaf hält.

»Mit dem Drachen über die Erde streifen und Sonne und Mond betrachten«

Es war einmal ein ganz besonderer kleiner himmelblauer Glücksdrache. Im Winter (Yin) hielt er in einer gemütlichen Höhle unter der Erde seinen Winterschlaf und im Sommer (Yang) wohnte er in einem prächtigen Palast im Meer. Jedes Frühjahr, wenn seine Drachenbrüder den Sonnenwagen wieder höher am Himmel entlangziehen, fängt er an, sich zu regen und zu räkeln, um das Qi in seinen wintermüden Meridianen wieder zum Fließen zu bringen. Stolz streckt er zu beiden Seiten seine fünf Drachenklauen hoch, die seine kaiserliche Herkunft bezeugen. Er bewegt seine Lebensperle und bringt die Qi-Kraft durch alle drei Dantian, damit Himmel und Erde nach der langen Winterruhe sich wieder verbinden und in Einklang kommen. **1. Brokat**

Mit der großen Kraft der Ruhe kann er aus der Erde zum Himmel aufsteigen, ohne die Flügel zu bewegen. Er reitet auf den Wolken, begrüßt die Sonne und den Mond und spielt mit einem Wolkendrachen. Bei ihrem Spiel mit den Lebensperlen entsteht der erste Donner des Jahres und durch das Herumtollen auf den Wolken kann auch der erste Frühlingsregen fallen. **2. Brokat**

Nachdem er diese für die Menschen so wichtige Aufgabe erfüllt hat, zieht er in seinen Sommerpalast im Meer. Er öffnet seine Schatzkammern, erfreut sich an den Perlen und Opalen, die auch seine Nahrung sind und hält sein erstes großes Frühlingsmahl. Frisch gestärkt steigt er aus dem Wasser und bewegt die Himmelskraft. Übermütig jagt er hinter dem Sonnenwagen her und dreht an den gleißenden Sonnenstrahlen, bis sie am Horizont verschwinden. Dann schiebt er den Mond auf den nächtlichen Himmel und hilft ihm, die Sterne neu zu ordnen. **3. Brokat**

Er fliegt noch einmal mit lautlosem Flügelschlag über das Meer und betrachtet die Bahn des Mondes und das Glitzern der Sterne, bis er müde wird. **4. Brokat**

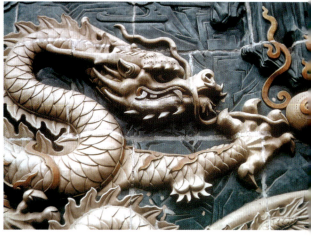

Mit der Lebensperle spielen

Am nächsten Tag misst er seine Kräfte mit anderen Drachen und spannt dabei den Himmelsbogen. Um die Wette drehen sie das Himmelsrad. **5. Brokat**

Mit diesen und anderen Spielen vergeht für den kleinen himmelblauen Drachen die Zeit im Nu. Jeden Tag dreht er das Lebensrad ein kleines Stückchen weiter. **6. Brokat**

Viele Male nimmt der Mond ab und zu. Darüber vergehen Frühling, Sommer und Herbst. Der nächste Winter naht erneut und der kleine Drache muss für seinen Winterschlaf vorsorgen. **7. Brokat**

Dazu setzt er sich ein letztes Mal auf den Berg Wu und sammelt in seinem Inneren die Sonnenkraft des ganzen Jahres für die langen Wintermonate. **8. Brokat**

Jetzt kann er sich in aller Ruhe wieder in seine Erdhöhle zurückziehen und von einem wunderschönen Phönix träumen.

Wenn Sie die Geschichte gelesen haben, dann lassen Sie sie in aller Ruhe noch einmal nachklingen. Im Anschluss *(Seiten 112 bis 115)* finden Sie die Zusammenfassung der Bewegungsabfolge.

Sich erinnern

Die acht Brokate in der Übersicht

Sie haben jetzt die Möglichkeit, die Übungsreihe in Gedanken mit der Geschichte zu verbinden. Irgendwann ist sie Ihnen dann vielleicht so geläufig, dass die Gedankenbilder dazu nicht mehr notwendig sind und Sie sich ganz auf Ihren Qi-Fluss einlassen können.
In die Ruhe finden Grundhaltung im Sitzen *(siehe Seite 15)*. Den Blick sanft werden lassen (»Inneres Lächeln«) und die Hände locker übereinander auf den Unterbauch legen.

1 »Die drei Dantian durchdringen, Yin und Yang in Einklang bringen«
(siehe auch Seite 24)
- Die Hände vom Bauch lösen und so auf die Oberschenkel gleiten lassen, dass die Handflächen nach oben gewendet sind. Das ist die »Mondhaltung« im Sitzen.
- Dann die Hände langsam auseinander ziehen und die Arme seitlich anheben, bis die Handflächen über dem Kopf nach oben zeigen.
- Anschließend die Arme auf dem gleichen Weg zurückführen. Nun vor Dantian die Handrücken aneinander legen, so dass die Fingerspitzen nach unten zeigen und die Handgelenke nach oben bis vor die Brustmitte (Herznest) ziehen.
- Dann die Hände so wenden, dass die Fingerspitzen nach oben zeigen und die Arme in die Mondhaltung zurückgleiten lassen.

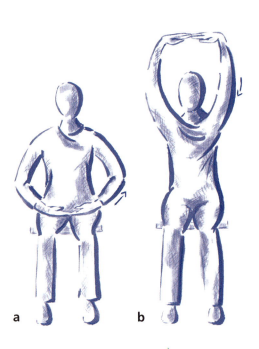
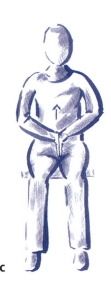
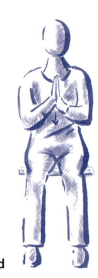

a b c d

2 »Am Himmel den Wolken helfen und auf der Erde dem Wasser«
(siehe auch Seite 38)
- Nach rechts drehen und einen Ball zwischen den Händen halten (rechte Hand oben).
- Rechte Hand sinken und die linke steigen lassen und um die eigene Mitte drehen (Handflächen zum Körper).
- Weiterdrehen nach links und die Handflächen wieder zueinander drehen (Ball links halten, linke Hand oben).
- Richtung wechseln.

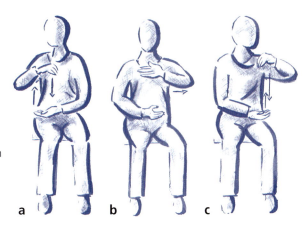

3 »Der Drache steigt aus dem Wasser und bewegt die Himmelskraft«
(siehe auch Seite 54)
- Aus der Mondhaltung die Handflächen aneinanderlegen und nach oben drehen (Fingerspitzen zeigen nach oben).
- Die Arme langsam über den Kopf strecken (auftauchen) und die Arme öffnen (Schale bilden).
- Aus der Taille die »Himmelskraft« nach links und rechts bewegen (alle Gelenke lösen).

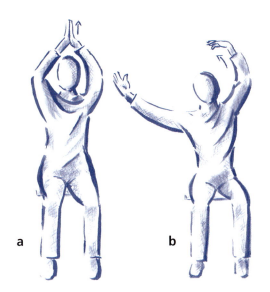

4 »Der Drache hebt die Flügel im Flug«
(siehe auch Seite 64)
- Die Handrücken aneinander legen und die Ellbogen heben, dabei auf den linken Ellbogen schauen (Schultern hängen lassen).
- Ellbogen auseinander ziehen, bis die Handflächen nach unten zeigen und wieder nach vorne schauen.
- Die Handwurzeln aufrichten und die Arme absenken.

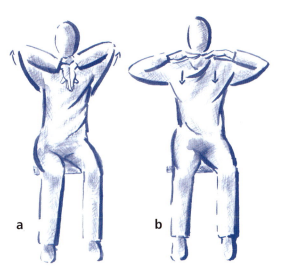

Sich erinnern

5 »Der Drache spannt den Himmelsbogen«

(siehe auch Seite 70)

- Hände zu lockeren Fäusten ballen und vor die Brust heben und innerlich sammeln.
- Aus der Mitte heraus den Kopf nach links drehen, den linken Arm strecken (Bogen) und den rechten Arm anwinkeln (Sehne). Dabei die Zeigefinger strecken und die linke Handwurzel aufstellen und den Blick unbestimmt über den aufgerichteten Zeigefinger der linken Hand in die Ferne richten.
- Zur Mitte zurück und dann zur anderen Seite.

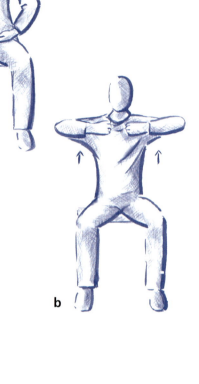

6 »Der Drache dreht das Lebensrad«

(siehe auch Seite 84)

- Im Langsitz greifen die Hände das Lebensrad, das Rad einige Male vor und zurück drehen (immer über die Sitzbeine nach hinten rollen und den unteren Rücken rund werden lassen).

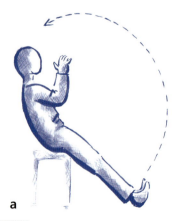
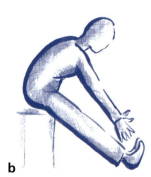
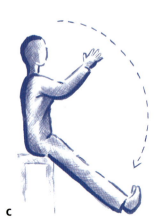

7 **»Der Mond nimmt zu, der Mond nimmt ab«**

(siehe auch Seite 94)

- Nach links drehen, die linke Hand auf Mingmen legen (Ringschluss Daumen und Zeigefinger), die rechte Hand steigt nach oben.
- Drehen nach rechts und einen großen Kreis mit dem rechten Arm über den Kopf und dann seitlich nach unten beschreiben.
- Zurück nach links drehen und mit der rechten Hand parallel zum Boden nach links streifen.
- Noch einmal über oben nach rechts zurückkehren. Dort wechseln die Hände (rechte auf Mingmen, linke nach oben vor die rechte Schulter).
- Richtungswechsel.

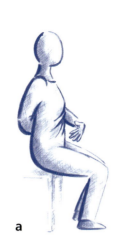 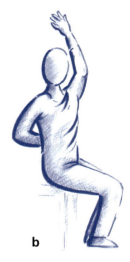

a b

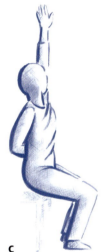 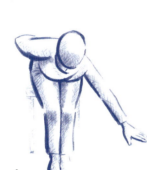 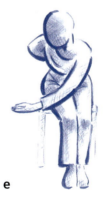 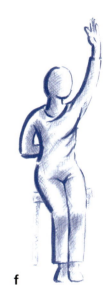

c d e f

8 **»In der Stille sitzen und die Sonne aufgehen lassen«**

(siehe auch Seite 108)

- Über die Hände die Atembewegung im Unterbauch erspüren und ruhig werden.
- Nacheinander Bauch, Brust und den gesamten Körper mit »goldenem Licht« durchfluten lassen.
- Dantian schließen, Augen öffnen, Hände reiben, Körper ausstreichen.

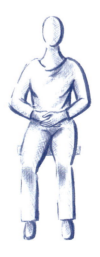

Sich erinnern

Die Meridian-Dehnungsübungen in der Übersicht

Wenn Sie sich die Reihenfolge der Meridian-Dehnungsübungen einprägen wollen, dann schauen Sie doch noch einmal auf die Energieuhr, die Sie schon im Kapitel »Sich austauschen« *(siehe Seite 44)* kennen gelernt haben. Wie Sie bereits erfahren haben, stehen die einzelnen Meridiane natürlich mit ihren Organen in Verbindung, denn dort wird das Qi erzeugt.

Auf dem unten stehenden Bild finden Sie die einzelnen Meridianpaare in unterschiedlichen Segmenten geordnet. Dadurch haben Sie die Möglichkeit, sich die Reihenfolge über die Haupt-Energiezeiten zu merken. Vielleicht können Sie auch für sich selbst noch eine ganz individuelle »Eselsbrücke« finden.

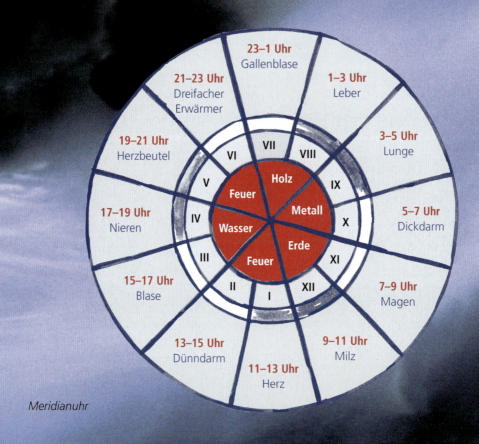

Meridianuhr

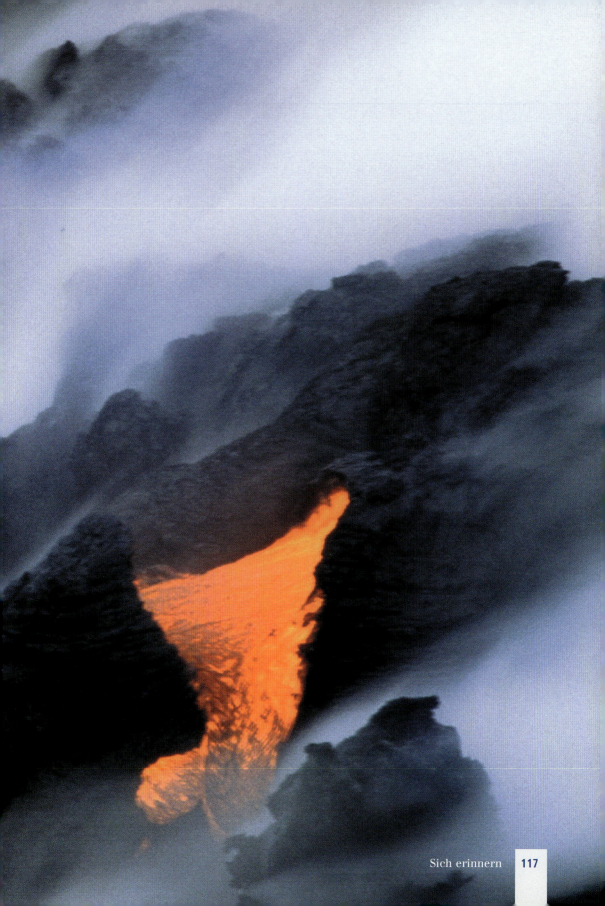

1 Lungen- und Dickdarmmeridian
(siehe auch Seite 36)
- Schulterbreit stehen, die Daumen hinter dem Rücken ineinander haken und die Zeigefinger strecken.
- Die Schulterblätter zusammenziehen, nach vorne neigen und die Zeigefinger zum Himmel »wachsen« lassen (Lungen- und Dickdarmmeridian aktivieren).
- In den Knien etwas nachgeben, sich Wirbel für Wirbel hochrollen und die Hände lösen.

2 Magen- und Milzmeridian
(siehe auch Seite 52)
- Linken Fuß nach vorne setzen, linke Hand nach vorne oben und die rechte Hand nach vorne unten führen.
- Nach oben und unten spannen und mit den Augen »funkeln« (Magen- und Milzmeridian aktivieren).
- Hände seitlich sinken lassen und gegengleich wiederholen.

3 Herz- und Dünndarmmeridian
(siehe auch Seite 65)
- Im Fersenschlussstand beide Handflächen vor der Brust aneinander legen.
- Das Becken nach rechts und die Arme nach links wechseln. Zusätzlich kann der Kopf nach rechts drehen (Herz- und Dünndarmmeridian aktivieren).
- Für einen Moment diese Dehnung halten und dann zur Mitte zurückkehren. Zur anderen Seite wiederholen.

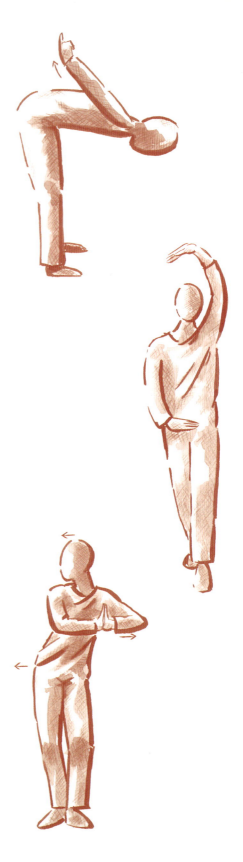

4 Blasen- und Nierenmeridian
(siehe auch Seite 72)
- Im Fersenschlussstand beide Hände falten und nach vorne über den Kopf heben und den Himmel »stützen« (Nierenmeridian aktivieren).
- Dann nach vorne unten neigen (Blasenmeridian aktivieren).
- Langsam Wirbel für Wirbel nach oben rollen.

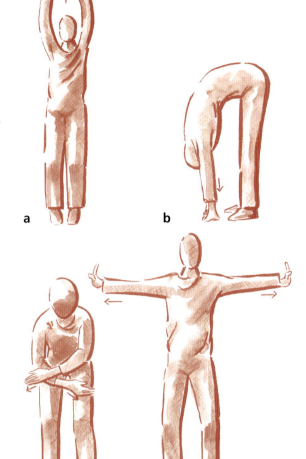

a b

5 Kreislauf- und 3-Erwärmermeridian
(siehe auch Seite 83)
- Aus der Grundhaltung die Arme seitlich heben, die Handwurzeln aufstellen und zur Seite dehnen (Kreislaufmeridian aktivieren).
- Spannung lösen und die Arme nach unten sinken lassen. Leicht den Oberkörper nach vorne neigen und die Arme vor dem Körper kreuzen, als würden Sie einen Ball halten (3-Erwärmermeridian aktivieren).

a b

6 Gallenblasen- und Lebermeridian
(siehe auch Seite 89)
- Aus einer mehr als schulterbreiten Grundhaltung heraus die gefalteten Hände nach vorne und oben heben.
- Handflächen nach oben drehen und den Himmel »stützen« (Lebermeridian aktivieren).
- Seitlich neigen, links und rechts (Gallenblasenmeridian aktivieren).

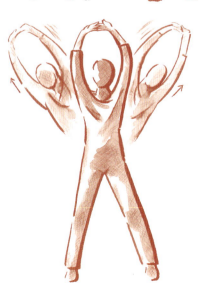

Sich erinnern

A Die Tore des Qi in der Übersicht

In den vorhergehenden Kapiteln haben Sie themenbezogen immer wieder Akupressurpunkte kennen gelernt. Damit Sie diese Punkte bei Bedarf schnell wiederfinden können, sind sie hier noch einmal nach Körperregionen geordnet.

1 Kopf und Gesicht

Im Gesicht beginnen oder enden alle Yang-Meridiane. Mit der Gesichtsmassage erreichen Sie folgende Punkte:

Augen:
Blase 1 Helle des Auges (Jingming)
Magen 1 Punkt, der die Tränen aufnimmt (Chengqi)
Gallenblase 1 Kellerloch der Pupille (Tongziliao)
3-Erwärmer 23 Mit Geigen und Flöten (Sizhukong)

Ohren:
Dünndarm 19 Palast des Gehörs (Tinggong)
3-Erwärmer 19 Punkt hinter dem Ohr (Luxi)

Nase:
Dickdarm 20 Empfangen der Wohlgerüche (Yingxiang)
Blase 2 Zusammengelegter Bambus (Cuanzhu)

Mund:
Dickdarm 19 Kellerloch des Getreides (Heliao)

Nacken:
Für den Qi- und Lymphabfluss und gegen Kopfschmerzen:
Gallenblase 20 Teich des Windes (Fengchi)
Blase 10 Säule des Himmels (Tianzhu)

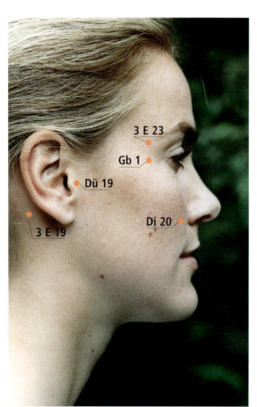
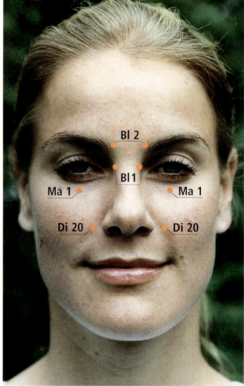

Sich erinnern

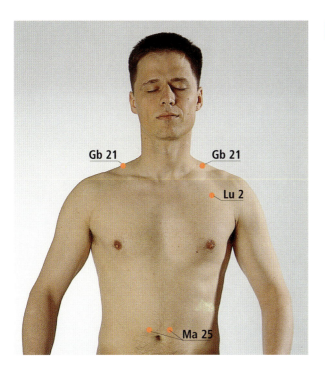

2 Brust und Bauch

Lunge 2 Tore der Wolken, »Freiheitspunkte« (Yunmen)
- Massieren bei Engegefühl in der Brust, Kurzatmigkeit und Husten.

Magen 25 Zentrum des Himmels (Tianshu)
- Gesammelte Ruhehaltung: die Hände übereinander auf das untere Dantian legen und die Daumen neben den Nabel auf Magen 25.

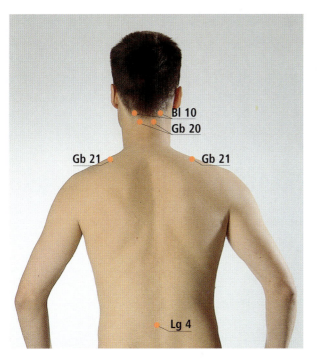

3 Schultern und Rücken

Gallenblase 21 Schulterbrunnen (Jianjing)
- Als Partnerinnenmassage (Seite 95) oder mit dem Mittelfinger der entgegengesetzten Hand bei Nackenverspannungen und Spannungskopfschmerzen.

Lenkergefäß 4 Tor des Lebens (Mingmen)
Blase 23 Nierenpunkte (Shenshu)
- Ausatmen und Hände reiben.
- Einatmen und das Tor des Lebens und die Nierenpunkte reiben.

Sich erinnern

4 Beine und Füße

Die Lebensgeister wecken
Niere 1 Sprudelnde Quelle (Yongchuan)
Leber 3 Höchster Angriffspunkt (Taichong)
Milz-Pankreas 1, 2 und 3

Fernpunkte der Füße

Massieren Sie bei Kopfschmerzen mit sanftem Druck den Fußrücken abwärts zwischen den Knochen bis zu den »Schwimmhäuten«. Wenn eine Stelle schmerzhaft ist, können Sie dort mit kreisendem Druck ein wenig verweilen.

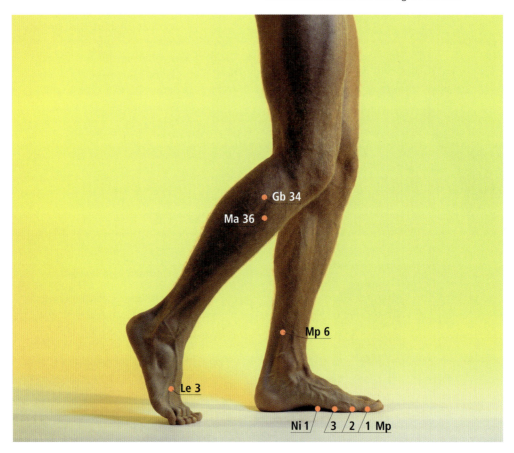

Für die Massage legen Sie den Mittelfinger auf Leber 3, den Daumen auf Niere 1 und den Zeigefinger auf den Großzeh (Milz 1, 2 und 3). Stellen Sie sich nun die Verbindung von Leber 3 und Niere 1 vor und drehen Sie die Hände um diese gedachte Achse vor und zurück. Der Zeigefinger massiert nun die Außenseite des Großzehs.

Milz 6 Treffpunkt der drei Yin (Sanyinjiao)
- Seine Massage kann bei Unterleibsschmerzen, Monatsschmerzen, Prostatabeschwerden und Venenschwäche helfen und unterstützt den Rückfluss des Blutes nach oben.

Magen 36 Tor der himmlischen Gleichmut (Zusanli)
- Bei innerer Erregung wirkt er beruhigend und bei Erschöpfung anregend.

Gallenblase 34 Quelle am Yang-Hügel (Yanglingquan)
- Bei Schulterschmerzen links, mit der rechten Hand Gallenblase 34 auf dem linken Bein massieren und dabei den linken Arm sanft bewegen – und umgekehrt.

5 Arme und Hände

Kreislauf 8 Palast der Arbeit (Laogong)
- Sanft massieren, um den »Geist« zu beruhigen.

Dünndarm 3 Der hintere Bach (Houxi)
- Mit dem Fingernagel des Daumens der anderen Hand drücken, bei Schulterbeschwerden und geistiger Abgespanntheit.

Kreislauf 6 Das innere Tor (Neiguan)
- Bei spontaner Übelkeit, Beklemmungen im Brustbereich und Kreislaufschwäche, z.B. auf Reisen oder nach langem Stehen oder Sitzen kräftig reiben.

3-Erwärmer 5 Äußere Tor (Waiguan)
- Bei Tinnitus, Fieber, grippalem Infekt, Ellbogenschmerz.

Kreislauf 9 Zentraler Ansturm (Zhongchong)
- Bei einem »zentralen Ansturm«, d.h. bei spontaner Kreislaufschwäche oder Schwindel, kann das rhythmische Pressen von Kreislauf 9 auf der Mittelfingerkuppe mit dem Daumennagel zur Stabilisierung beitragen.

Dickdarm 4 Vereinte Täler (Hegu)
- Allgemeiner Schmerzpunkt, besonders bei Gesichtsneuralgien und Kopfschmerzen, Zahnschmerzen, Erkältungskrankheiten, Heuschnupfen.

Dickdarm 11 Gekrümmter Teich (Quchi)
- Stärkung der Abwehrkräfte, z.B. bei einer aufkommenden Erkältung.

Extrapunkte der Hände

Massieren Sie bei Rückenschmerzen Ihre Handrücken zwischen den Mittelhandknochen abwärtsstreichend zu den Fingern.

Extra 18 Unterer Rückenschmerz (Yaotong)
- Bei akuten Kreuzschmerzen oder auch bei Hexenschuss können Sie die beiden unteren Rückenschmerz-Punkte kräftig stimulieren. Wichtig ist, dass Sie gleichzeitig verschiedene kleine Bewegungen mit der Wirbelsäule machen, dann kann sich die Spannung leichter lösen.

Extra 17 Nackenstarre (Luozhen)
- Der Punkt Nackenstarre kann auch kräftig gepresst werden. Sie unterstützen die lösende Wirkung, wenn Sie den Kopf dabei hin- und herdrehen.

Wir wünschen Ihnen viel Freude mit den kleinen Kostbarkeiten »aus dem Reich der Mitte«. Im Anschluss an dieses Kapitel finden Sie Literaturhinweise sowie ein Glossar, in dem Sie die wichtigsten fremden Begriffe noch einmal alphabetisch geordnet nachschlagen können.

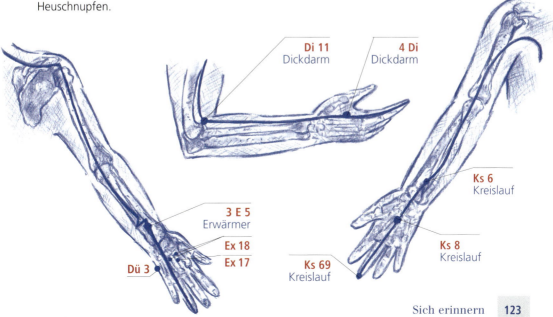

Sich erinnern

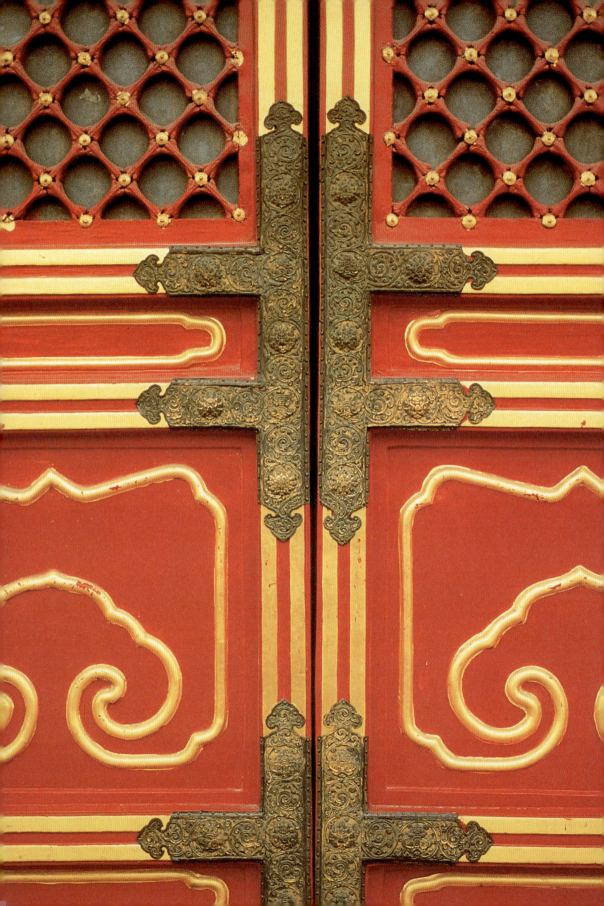

Glossar

Achterbewegungen
Die Acht ist ein Zeichen für die Unendlichkeit. Wenn Bewegung und Gegenbewegung fließend ineinander übergehen, entstehen »endlose« Achten *(siehe Teetassenübung, Seite 97).*

Achtsamkeit
Ein Zustand der »Wachheit« aller Sinne, innerer Sammlung und gerichteter Aufmerksamkeit.

Akupressur (japanisch Shiatsu)
Druckpunktbehandlung oder Massage einzelner Akupressurpunkte.

Akupressurpunkte
Die »Tore des Qi« liegen auf den Meridianen. Mit Massage kann auf den Qi-Haushalt eingewirkt werden.

Akupunktur
Aktivierung einzelner »Tore des Qi« mit gezielten Nadelstichen.

Atlas
Der erste Halswirbel. Mit seinen zwei Vertiefungen trägt er den Kopf.

Aufmerksamkeit, Bewegung und Atem
Die drei Mittel des Qigong: Die Aufmerksamkeit führt die Bewegung und die Bewegung den Atem. Wird die Aufmerksamkeit auf eine bestimmte Körperregion gerichtet, fließt dort vermehrt Qi.

Axis
Der zweite Halswirbel. Die Drehbeweglichkeit zwischen erstem und zweiten Halswirbel ermöglicht es, den Kopf hin und her zu drehen.

Beckenboden
Die dreilagige Muskelplatte gibt den Impuls zur Aufrichtung der Wirbelsäule und ist der Gegenspieler zum Zwerchfell.

Bewegtes Stehen
Eine Grundübung des Stehens im Qigong, um eine dynamische und flexible Haltungs- und Bewegungsweise zu entwickeln. Im Stehen lassen sich die Grundmuster menschlicher Bewegungskoordination erfahren und verfeinern.

Dantian (unteres)
Das »Meer des Qi«, das wichtigste Energiezentrum und gleichzeitig der Massenschwerpunkt des Körpers, befindet sich ungefähr zwei Fingerbreit unterhalb des Bauchnabels im Unterbauch.

Dao
Ein allumfassender Begriff aus der chinesischen Philosophie, der die »Weltordnung« oder den »Weg des Weltgeschehens« beschreibt. Damit hat der Mensch seinen klaren Bezug zu Gesellschaft, Natur und Universum.

Daoismus
Der philosophische Daoismus (Weg des Weltgeschehens) wird auf Laotse zurückgeführt und wurde von Konfuzius in Politik, Gesellschaft und Kunst eingeführt. Er entwickelte sich später zu einer »Volksreligion« mit den unterschiedlichsten Richtungen.

Daudedsching (Tao Te King)
Dieses grundlegende Werk der chinesischen Literatur wird dem sagenumwobenen Weisen Laotse zugeschrieben. Zeitlich ist seine genaue Entstehung bis heute nicht nachzuweisen. In seinen 81 Kapiteln werden die Grundideen des Daoismus beschrieben: die Lehre von Yin und Yang und die Idee des Dao als allumfassendes großes Geheimnis vom Sein und Miteinandersein der Menschen im großen Kreislauf der Natur.

Dehnungs- und Streckreflex
Diese unbewussten Muskelreflexe helfen dem Körper, sich ständig ausbalanciert zu halten. Viele Übungen spielen mit diesem Reflex, der Schutz und Haltung ermöglicht.

Extrapunkte
Wichtige Energietore, die nicht auf einem bestimmten Meridian liegen. Zum Beispiel die beiden Extrapunkte »unterer Rückenschmerz« (Extrapunkt 18, Yaotong) und »Nackenstarre« (Extrapunkt 17, Luozhen), *(siehe Seite 51)*.

Fernpunkte
Punkte, die meist am anderen Ende eines Meridians liegen, in dessen Bereich eine Störung aufgetreten ist. Ein Beispiel sind die Fernpunkte an den Füßen bei Kopfschmerzen *(siehe Seite 25)*.

Fünf-Elemente-Lehre
Die Theorie der fünf Elemente bzw. Wandlungsphasen entstand aus der genauen Beobachtung der Natur und ihrer Kreisläufe, z.B. den Jahreszeiten. Sie ist hilfreich, um die wirkenden zyklischen Gesetzmäßigkeiten in Mensch und Natur zu erkennen und im eigenen Handeln zu berücksichtigen *(siehe Seite 28)*.

Funktionskreis
Zu einem Funktionskreis gehört jeweils ein Yin-Organ (Speicher) und ein Yang-Organ (Arbeit, Produktion), die energetisch und funktionell zusammenarbeiten, die entsprechenden Meridiane als Verbindung zur Peripherie und ein Sinnesorgan als Verbindung nach außen. Nicht nur die Organfunktionen, sondern auch die Stimmungen und Gefühle, die durch veränderte Organfunktionen ausgelöst werden, sind dem entsprechenden Funktionskreis zugeordnet.

Goldwasser
Die meditative Ruhe bei den meisten Übungen unterstützt die Verdauung und fördert den vermehrten Fluss des Speichels, des »Goldwassers«.

Großer Energiekreislauf
Zyklischer Fluss des Qi durch die drei Dantians und alle Hauptmeridiane. Wird z.B. durch das »Meridiane abklopfen« *(siehe Seite 14)* angeregt.

Inneres Lächeln
Ein Ausdruck für die positive Grundhaltung sich selbst und der Übung gegenüber.

Kleiner Energiekreislauf
Vorgeburtlicher Qi-Kreislauf, über den der Embryo im Bauch der Mutter mit Qi versorgt wird. Über das Schließen der »Elternbrücke«, das lockere Anlegen der Zungenspitze am oberen Gaumen hinter den Schneidezähnen, wird der »kleine Energiekreislauf« geschlossen *(siehe Seite 75)*. Er wird durch das »Bewegte Stehen« ganz natürlich aktiviert.

Lebensperlen
In China gibt es die Vorstellung von 64 Lebensperlen, die jeder Mensch bei der Geburt als »ursprüngliches Qi« mitbekommt und die im Laufe des Lebens verbraucht werden. Beim Üben wird das untere Dantian oft als »Perle des Lebens« bezeichnet.

Meridiane
Unsichtbare Leitbahnen des Qi, die den Körper wie ein Netz durchziehen.

Meridianuhr
Jeder der 12 Hauptmeridiane hat eine zweistündige Hauptzeit, in der er besonders empfänglich ist für positive und negative Einflüsse.

Polaritätsprinzip – Yin und Yang
Viele Regelkreise in Mensch und Natur werden von »polaren«, einander gegengelagerten Kräften in einem flexiblen Gleichgewicht gehalten. Die Monade, das Yin – Yang-Zeichen, verdeutlicht das aufeinander bezogene Wirken von polaren Kräften. Wenn es gelingt, das Zusammenwirken scheinbarer Gegensätze zu erkennen, wird »Trennendes« überwunden und ein relatives Gleichgewicht der Kräfte (Balance) möglich.

Qi
Der Begriff Qi steht für Atem, Wind, Wärme und allgemein für die verschiedenen Formen von Energie, die zusammen die

»Lebensenergie« ausmachen, die auf den Meridianen fließt.

Qigong
Gong steht für intensives Üben, Arbeit oder Pflege, Qi für die universelle Lebensenergie. Qigong kann z. B. als »Pflege des Lebens und des Wesens« übersetzt werden.

Qigong-Kugeln
Eine traditionsreiche Übungshilfe, die die Beweglichkeit der Finger schult und den Qi-Fluss in den Handmeridianen fördert.

Reich der Mitte
China verstand sich von jeher als Mittelpunkt der Erde. In Beijing gibt es noch heute einen Platz, auf dem ein großer runder Stein diesen Punkt markiert.

Spiralprinzip
Die Spirale ist das wichtigste Bewegungs- und Strukturprinzip in Mensch und Natur und lässt sich vom Polaritätsprinzip ableiten. Es zeigt sich in den Spiralnebeln im Weltall genauso wie in der DNA-Kette der menschlichen Erbanlagen und in vielen Bewegungen des Körpers.

Stretching
Dehnen und Strecken einzelner Körperregionen. Wird in der chinesischen Tradition gezielt genutzt, um das Qi zu leiten und Blockaden zu überwinden.

Taijiquan
Taijiquan kann als eine besondere Form des Qigong bezeichnet werden. Ursprünglich eine Kampfkunst, steht heute meist das Üben meditativer Bewegungsfolgen im Vordergrund.

Wellenprinzip
Das Wellenprinzip beschreibt die zeitliche Koordination von Bewegung im Raum *(siehe »Bewegtes Stehen«, Seite 74)*

Zwerchfell
Eine Muskelplatte, die den Brust- vom Bauchraum trennt. Sein Heben und Senken vergrößert oder verkleinert den Brustraum und unterstützt so die Atmung. Das Zwerchfell ist der wichtigste Atemmuskel.

Literaturtipps

▶ Allgaier, Dieter:
Kraft ohne Anstrengung – Ein Arbeitsbuch zur Verfeinerung der Grundhaltungen und des Verständnisses für die Grundprinzipien menschlicher Bewegungskoordination.
Kösel Verlag, München 1999

▶ Allgaier, Dieter; Schoefer-Happ, Liane; Wallin, Cindy:
Gute Haltung – tierisch stark – Taiji und Qigong für Kinder.
Kösel Verlag, München 1998

▶ Dhaoyang Fan; Hummelsberger, Josef; und Wislsperger, Gerlinde:
Tuina.
Verlag Hugendubel (Reihe Irisiana), München 1999

▶ Herrigel, Eugen:
Zen in der Kunst des Bogenschießens.
Barth Verlag, München

▶ Höting, Hans:
Aktiv und gesund durch die magischen Qigong-Kugeln aus China.

▶ Hyams, Joe:
Der Weg der leeren Hand.
Droemer/Knaur Verlag, München 1999

▶ Kobayashi, Toyo und Petra:
**T'ai Chi Ch'uan.
Ein Handbuch zum Selbststudium.**
Verlag Hugendubel (Reihe Irisiana), München 1979

▶ Laudse:
Daudedsching (Lao-tse: Tao-te-king).
dtv klassik, München 1994

▶ Lehrhaupt, Linda Myoki:
Stille in Bewegung – T'ai Chi und Qigong.
Theseus Verlag, 2001

▶ May, Sibylle:
Mit allen Sinnen – Atem und Bewegung erleben.
Ernst Klett Verlag, Stuttgart 2000

▶ Schoefer-Happ, Liane:
Besser hören und sehen mit Qigong – Vertiefung der 5-Elementenlehre zur Klärung der Sinne.
Verlag Ehrenwirth, München 1996

▶ Sebková-Thaller, Zuzana:
Der Maulwurf kommt ans Tageslicht. Qigong-Übungen für Kinder ab Grundschulalter.
Eigenverlag ISBN 3-9802546-3-1

▶ Sebková-Thaller, Zuzana:
**Lächelnd gebären.
Qigong zur Geburtsvorbereitung.**
Eigenverlag ISBN 3-933309-00-X

▶ Shaoping Gan:
Die chinesische Philosophie.
Primus Verlag, Darmstadt 1997

▶ Temelie, Barbara:
Ernährung nach den fünf Elementen.
Joy Verlag, Sulzberg 1992

▶ Williams, Tom:
Was das Qi zum Fließen bringt.
Aurum Verlag, Braunschweig 1996

▶ Wrasse, Renate und Blättner, Beate:
Hautnah – Massage und Körperpflege.
Ernst Klett Verlag, Stuttgart 1999

▶ Zöller, Josephine:
Das Tao der Selbstheilung.
Ullstein Verlag, Berlin 1996